龍層花
頸椎病
防治

龍層花 主編

商務印書館

龍層花頸椎病防治

主　　　編 …… 龍層花

副 主 編 …… 沈　彤　鍾士元

參 編 者 …… 袁　健　馮兆永　胡振邦　謝　琪　鍾立軍　王育慶
　　　　　　　何　巍　龍　鷹　龍富生　湯寶珠　龍桂花　廖軍峰

校　　　對 …… 王廷光

模 特 兒 …… 吳欣遙

攝 影 師 …… 余廷光　沈　彤

責 任 編 輯 …… 李德儀　葉常青

封 面 設 計 …… 張　毅

出　　　版 …… 商務印書館（香港）有限公司
　　　　　　　香港筲箕灣耀興道 3 號東滙廣場 8 樓
　　　　　　　http://www.commercialpress.com.hk

發　　　行 …… 香港聯合書刊物流有限公司
　　　　　　　香港新界大埔汀麗路 36 號中華商務印刷大廈 3 字樓

印　　　刷 …… 中華商務彩色印刷有限公司
　　　　　　　香港新界大埔汀麗路 36 號中華商務印刷大廈

版　　　次 …… 2019 年 2 月第 5 次印刷
　　　　　　　© 2005 商務印書館（香港）有限公司
　　　　　　　ISBN 978 962 07 3171 6
　　　　　　　Printed in Hong Kong

人老先從哪裏開始？

治病不如防病，有病早治，無病早防，這是保健的良策。人到中年，病痛漸多，抗衰老的意識增強，一般人會學些進補的方法，或加強體育運動，以增強體魄，有一定效果。人老先從哪裏開始？有說是腿腳，有說是眼睛，有說是牙齒。其實，身體在衰老進程中，並非從魚尾紋開始，而是首先由脊柱開始的。因此，不能等到中年才注重脊柱的保健。脊椎病的防治，應從小開始，重視脊柱保健，可以獲得防病保健、抗衰老的多方效益。

青少年時期，生活和學習時的不良姿勢，玩耍或運動時的不慎致傷，出生時的產傷，均可發生脊柱的筋骨損傷而發展成脊椎病，影響健康和學習，甚至引起發育障礙；不少青年人已有落枕的體驗，落枕是頸椎失穩的開始，敲響了預防頸椎病的警鐘；有些人早上醒來，感到身體某部發僵不靈活，或頭腦不清醒，要經過晨運或作一些動作，才恢復輕鬆自如；有些青壯年人，工作不耐勞，日間哈欠頻頻，非常倦怠；有人沒有原因而入睡困難，有人入睡容易卻惡夢多多，似睡非醒；不少人年紀不大，精神體力不支，心情煩躁，找各專科醫生檢查，未能確診疾病，目前稱為"亞健康"（subhealth，健康與患病之外的"第三狀態"）；有的被診斷為神經官能症的，服用藥物，只能治標，難以取得滿意效果；年老多病並非必然，及早防治脊椎病，即能避免諸多疼痛的發生，推遲各內臟功能的衰退，從而達到既長壽又健康的理想狀態。若能認識多種常見病、慢性病與脊椎病因相關，就可以在藥物治療的同時，配合應用治脊療法，使這些病症早日治癒，取得滿意的療效。

人們總希望有更多的保健好方法。龍層花、魏征教授長期從事脊柱相關疾病的研究，是國內外著名的、有重大貢獻的學者。他們夫婦協力同心，畢生的成果填補了醫學多項空白，是中國治脊療法的開創者；龍氏整脊法已成為醫界公認的安全、高效的科學治脊學。本書的出版，對醫生和患者都將帶來福音，醫生可以從中吸取新的知識，患者可學到自我預防和自我治療的技術。我作為終生研究脊椎病的同道，十分榮幸地向全社會推薦這部新作，深信大家讀後會得到滿足。

中國康復醫學會頸椎病學會主任

潘之清

自 序

脊椎病是多病之源。脊柱是人體的中軸，有如大廈的支柱，脊柱內有脊髓，是神經系統中的低級中樞（腦神經是高級中樞），由脊髓發出的周圍神經，支配全身肢體的感覺和運動功能；由脊髓發出的植物神經（交感神經和副交感神經）支配內臟器官的功能，全身血管的舒縮，汗腺的分泌；心臟輸給腦部的血液，需經頸部上行至腦，其中兩條椎動脈和椎靜脈穿行於頸椎橫突之間，這就是頸椎病會引起頭昏腦脹的主因所在。由此可想而知，脊椎病不只是能導致眾所熟悉的頸肩腰腿痛，而且又是許多（目前已研究證明的有七十多種）病症的病因之一。因此，有健康的脊柱，能使人們工作時精力充沛，休息時睡得好，從而體壯力健，精神舒暢。

我與魏征教授於1959年開始用中西醫結合醫學方法診治頸椎病，發現不少病人在頸椎病治好時，頭面部或全身性的慢性病症不藥而癒，故於1969年開始，研究脊椎病與內臟疾病相關性的機理。1972年由全院多科室的專家，成立"脊椎相關性疾病科研組"，後改為"脊椎相關性疾病研究所"，歷經三十多年，進行了脊柱病的解剖學研究、放射診斷學研究、動物實驗研究和臨床研究，創立了"脊椎病因治療學"的基礎理論和治脊療法。

脊椎病因治療學，為目前西醫學許多病因未明的疑難病、慢性病，創立了一項新的病因學說，開創了一種新的診治方法。但各種疾病，常由多種病因引起，治脊療法只適用於脊椎病因引發的病症，因此，這類慢性病和疑難病，首先應由各專科醫生確診，例如眼瞼下垂，先請眼科和神經科醫生診斷；高血壓請心血管科診斷。當經專科醫生檢查，未查出確切病因者，或被診斷為原發性、神經性或植物神經功能紊亂所引起的，就可按脊椎病因相關性病症，進行三步定位診斷法檢查（詳見附錄 4）。

這項科研成果，彌補了各專科對這類病症診治之不足。例如原發性高血壓病和局部性癲癇，用降血壓藥和抗癲癇藥治療，雖有一定效果，但都難以根治，必須長期用藥控制，藥物的毒副作用使患者難以真正康復。如能及早確診為頸椎相關性疾病，應用治脊療法（重症患者需同時應用藥物治療，至病情明顯好轉後方減停藥物），將使許多臨床上的慢性疑難病者，獲得較徹底的治療，免除終生服藥的痛苦。

1986年以來，廣州市多間醫學院接受了此理論，有舉辦專題國際學習班的，有列入該大學的國際學院海外大專班課程的，廣州醫學院在鍾南山院長的大力支持下，經專家論證，自1996年正式設立"脊柱相關疾病診治"選修課，成為該校臨床醫學本科學生最受歡迎的選修課之一。我院自1972年開始接收本課題進修生和碩士研究生，每年舉辦多期專題培訓班。1988年應美國部分中醫學院邀請，在美國舉辦專題培訓班，受聘為客座教授。為國內外培訓的學員數千人，學員分佈全國各省市，和美國、加拿大、澳大利亞、英國、法國、日本、新加坡、馬來西亞、印尼和港、澳、台的執業醫師或治療師，為廣大患者解除痛苦。先後在國內外發表論文五十餘篇，出版專著六本，其中《脊椎病因治療學》、《The Study and Treatment of Spinal Diseases》和錄像帶（後改為VCD版本）均由香港商務印書館出版。

本人希望這套科普叢書，能使早期的脊椎病患者，認識自己健康問題的根由，及時正確地加以預防，或適時的診治。誠然，本叢書介紹的病例，都是參編者的真實醫案，其中多數是病情較重的，到此階段的患者，自我治療已難痊癒了，應該到醫院或有經驗的專科診所診治。但是這些病例所發生的病情，早期多是較輕的，或反復發作的，不少人曾為此去醫院檢查過，未發現明顯病理變化，或未找到脊椎病專科醫師診治，甚或被誤診為神經官能性病症的。為達到無病預防，有病早治的目的，希望本書讀者能從中獲得啟發，若已患有脊椎病，輕者及早作自我治療，較重者應及早到醫院或脊椎專科診所進行診斷、治療，爭取早日康復。

脊椎病已從頸肩腰腿痛的骨科範疇，發展成為七十多種臨床常見或慢性疑難病的脊椎病因相關性的病症，用脊椎病因學理論診斷這類病症，能找到發病根源，達到"治病必求其本"的理想目的。用中西醫結合的治脊療法治療這些病症，常可獲得"立竿見影"的療效。但是，臨床上的各種症狀（自我感覺到的不舒服），是有多種病因的，所以，本書介紹的自我治療方法，只是治療脊椎病引起的症狀，如果經過一星期左右的治療無好轉，就應該到醫院檢查，以免耽誤了其他病因所致的疾病的早期診治。

由於本人對科普寫作水平有限，書中定有不盡人意之處，希望讀者多多提出批評建議，有待改進提高。本書是在商務印書館的大力支持和熱情鼓勵下完成的，是我在香港發表的第四本作品，我對商務印書館這種大力扶持新興學科、推動臨床醫學進步的努力，又為廣大人民群眾健康服務的熱情所感動，故在年老體弱的艱難條件下完成這套叢書，在此謹向在我編寫這套叢書過程中，為我組稿、編寫、出版給予支援和誠懇幫助的醫師和參與者，表示衷心的敬意和致謝！

龍層花

目錄

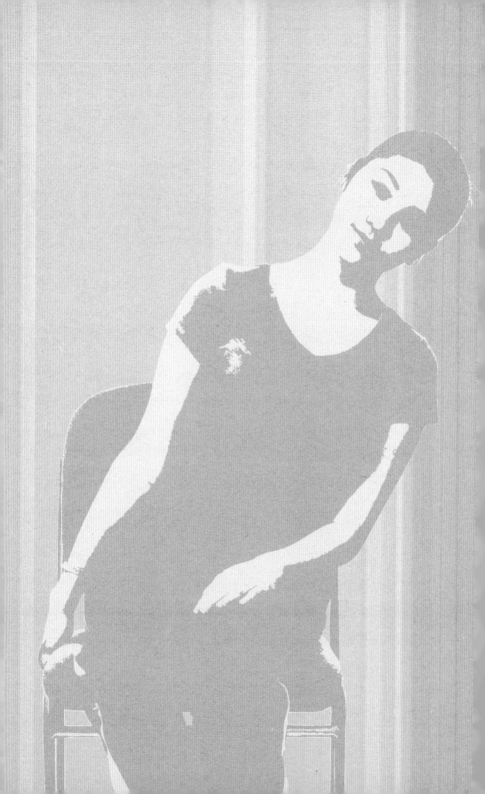

第一章

頸椎病引發的病症

　　頸椎病在臨床上有不同類型，每種類型會引發不同的症狀（即頸椎病的信號）。本章所舉的案例，是讓讀者把身體的信號與書中對照，以便及早發現問題，認識患頸椎病時會出現哪些症狀，應怎樣作好預防和自我治療。

＊註：本書第三章詳述的自我診斷、自我治療和預防方法，一般適用於各症狀，請參閱該章相關部分。本章各節的"自我判斷"、"簡易自療法"、"預防貼士"，只提出與該症狀特別相關者。其他頸保健措施，讀者亦宜全面貫徹執行，敬請注意。

▶ # 第 1 節

落枕是頸椎病的徵兆

落枕是人一覺醒來，頸部覺得疼痛、活動受限的病理現象。

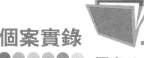

個案實錄

個案 1　周小姐，21 歲，文員。工作過勞以致落枕，頸部劇痛。

周小姐終年工作繁忙，過勞後晚上睡得很熟，早上醒來轉頭看錶，突感左頸劇痛，原以為起床後活動一下便好轉，不料活動時頸部很痛，只能將頭側向右前方來減輕痛楚。自行塗上驅風油按摩左頸近頭髮處的腫痛部位，不但無改善，反而腫痛加劇，只好找醫生診治。

醫生診斷

患者以往落枕很快就復原，這次工作過勞以致落枕，情況比較嚴重，是因落枕引發頸左側第2、3節錯位，併發關節囊嵌頓，換句話說，此頸椎關節扭屈過度，使關節打開太大，轉頭時關閉過快，把關節囊夾在其中。關節囊被夾傷，引起關節水腫和嚴重疼痛，是落枕的急症。患者以往落枕主要是扭屈頸肌或關節輕度扭傷，較易復原，但輕症落枕發作多了，關節囊已鬆弛，這次才被夾在關節內。

治脊方案

因關節囊被夾住，醫生需要先將其鬆解，才可為患者做按摩或其他治療。為了即時紓解落枕的痛楚，患者先側臥着，痛點(即腫痛部位)向上，屈頸低頭，醫生在其左肩的痛點輕力彈撥緊張的肌腱，把因受傷而關閉的關節張開。不到一分鐘，關節囊鬆解出來，患者即覺劇痛減輕。醫生再用輕柔治脊手法調理，並在左頸腫痛部位敷貼消炎止痛膏。患者雖仍有些痛，但已可上班，三天後康復。

特別提示

患者應及早改用保健枕，預防落枕再發，否則將發展為頸椎病。自改用了保健枕，患者再沒發生落枕。

● ● ● ● ● ● **個案 2**　　梁先生，40歲，公司副總經理。因落枕引發陣發性頭痛及後頸不適而入院。

梁先生一周前因落枕，頭頸交界處疼痛，蔓延到頭後有一陣一陣的刺痛，發作時常頭昏，近半年已多次發作。醫生觀察到梁先生的枕頭非常低，原來他從小喜睡高枕，又常把兩三個枕頭疊起，枕在其上看小說或睡覺，笑說是"高枕無憂"。結果20多歲就開始落枕，逐漸頭痛也多起來，常在起床時加劇。兩年前經朋友介紹，拍攝頸椎X光片，報告指他頸椎天然生理曲度變直(又稱"生理曲度反張")，是頸椎病的表現。當時，醫生說落枕與枕頭太高有關，梁先生便改用低枕，未接受其他治療，自覺頭痛有好轉，便堅持用低枕，但仍不時頭痛。這次因落枕引發陣發頭痛和後頸不適而入院。

醫生診斷

　　X光片顯示患者的頸椎生理曲度變直，環樞關節（頸椎第1、2節）活動不正常，第4、5節頸椎之間的空隙明顯變窄，就是頸椎病的起因，並引起落枕。

治脊方案

　　醫生以正骨推拿復位錯位關節，三次治療後，患者症狀消失，隨訪兩年無復發。

正常頸椎（斜位片）　　關節錯位頸椎（斜位片）

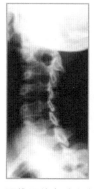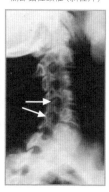

頸椎間的空隙變窄：兩張X光片，左圖是正常頸椎，各椎骨之間空隙等大；右圖箭咀指示處，椎間空隙已變形、狹窄，就是關節錯位所致。

病因分析

落枕與頸椎病的關係

　　落枕是頸椎病的一種訊號。初發"落枕"，主要是扭傷、拉傷頸椎周圍的軟組織（韌帶、關節囊和椎間盤），反覆發作又加速該椎間盤退化，軟組織更鬆弛，失去維護頸椎穩定的功能，即"頸椎失穩"。頸椎反覆錯位促成骨質增生，退變加上錯位又導致椎間盤膨出，逐漸發展成頸椎病。這就是青壯年（16～45歲）過早患頸椎病的主因之一。

自我判斷

　　頭頸活動在睡前是正常的，但睡眠中或睡醒後，頭頸活動受限，且有頸痛，用手指觸摸痛處，有緊張的筋結或腫脹，按壓時痛楚加劇，就是"落枕"。

　　反覆落枕是頸椎病的標記之一。

健康忠告

　　人的一生，有四分一至三分一的時間在床上度過。睡姿是一種習慣，有人喜用高枕，有人甚至不用枕頭也睡得很香，也有人喜歡趴着睡。若不注意用枕的保健作用，人在青壯年時，依仗頸椎之間軟組織的代償能力強，柔韌性能好，尚可維持在準健康狀態（醫學上稱為"代償期"）。隨着年齡增長，頸部因慢性勞損到了"失代償"時，這些人就會比注意適當用枕的人提前出現"落枕"現象。

　　人體側面很不平坦，頭、肩、臀部寬，頸、腰、足部窄，若長期偏於單側臥，脊柱就會隨之側彎，將成為頸、肩、腰、腿痛的發病因素。如果你側臥時，覺得心臟或肝膽不適，應該到內科去檢查；若未發現病變，你可能已患有脊柱側彎或椎關節錯位了，應到脊椎病專科檢診。脊柱輕度側彎若能早期發現，通過適當的健身運動或矯形體操（詳見第三章，頁176

及附錄 1），使側彎脊椎得以自身平衡調理，以免發展成為病理性的脊柱側彎。

簡易自療法

1. **轉頸練習**：多次發生"落枕"的患者，可自行做以下練習：

    1.1 先改用保健枕，或將變形的枕頭調整好；

    1.2 頭頸側臥枕上，患側在上，略屈頸低頭，用手掌或手指揉捏後頸的緊張肌肉，約 3 ～ 5 分鐘；

    1.3 拇指按在活動時頸部痛點，頭頸緩慢地低頭，仰頭，向患側轉頭，側向抬頭（從枕上抬起），然後搖頭 2 ～ 3 下。活動的幅度由小漸大，每個動作重複 3 ～ 5 次，另一側做法相同。

    1.4 改為仰臥位，頭頸上引。

2. **互助牽拉**：患者可請家人協助牽拉頸部。做法：患者臥着，家人用雙手輕抱患者的頭，往自己懷裏輕輕牽拉 2 ～ 3 下。（即"互助式徒手牽引法"，詳見第三章第 5 節）

3. **外敷及熱療**：發病初期尚無水腫炎症，活動後多即痊癒。如仍未好轉，搽消炎止痛藥油（風油精、活絡油、跌打酒等），或貼止痛膏藥。發病二十四小時後，在頸部腫痛處用熱療（敷熱水袋、以遠紅外線或紅光照射，每次 20 ～ 30 分鐘）。

　　輕症者因頸椎已扭傷，關節水腫發炎，自我治療可加速痊癒。如持續自我治療兩天後，症狀仍無減，可能已患頸椎病，應及早就醫。

預防貼士

1. 注意調整枕頭高度，或改用符合頸椎生理要求的保健枕：

　　入睡後，全身肌肉放鬆，如枕形不好，不能適應頸椎的自然生理弧度，導致頸軸變直、反張，容易引起落枕，甚至引發頸椎病。選用符合生理要求的枕頭，保證人睡在枕上時，頸肩不會扭屈。枕頭的標準是：側臥時，以各人的肩寬為枕高標準；仰臥時，枕高與頸長相關：頸短者，其枕高為側臥的1/2，正常人則為2/3。最簡單的方法，如旅行外出時，可用自己的拳頭作準：仰臥時，枕高一拳；側臥時，枕高是拳頭加上中指和食指的高度。仰臥處枕緣要保持弧形，不能呈斜坡形，才能保持頸椎順列呈生理性曲度，不受扭屈。側臥時，頭和頸部均應睡在枕上。（保健枕圖見第三章第4節）

2. 注意正確睡眠姿勢：

　　睡眠應以仰臥為主，左、右側臥為輔。躺臥時，頭頸肩部的扭轉角度不宜過大（30°以內較安全），側臥時低頭姿勢較易安睡。老年人則以側臥為主，仰臥為輔，這是由於老年人脊柱多因老化出現骨質增生，有的則患睡眠呼吸暫停綜合症，仰臥易誘發病情。

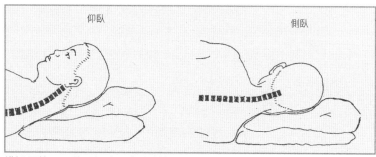

錯誤用枕——枕頭過高：高枕（斜枕）易損傷中段頸椎。

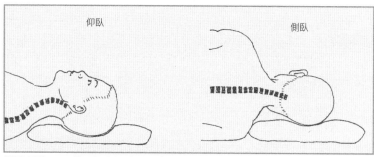

錯誤用枕——枕頭過低：低枕易損傷上段頸椎。

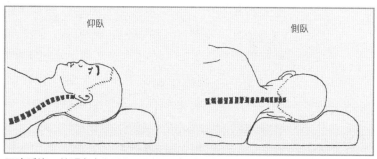

正確睡姿：枕頭高度應因人而異，原則上當睡在枕上時，頭位於枕中部，不會使頸部扭屈，保持自然生理曲度為準。最好是選用合適的保健枕。

　　使用符合生理需要的保健枕，就能保證仰臥時枕頭維護頸部的生理彎曲，使胸部在仰臥中保持呼吸暢順，全身肌肉能夠較好地放鬆，利於維持最佳的睡眠質量。每晚適當地做左右側臥（不應偏臥單側），可避免腰背部受壓的時間過久，出現腰部疲乏或疼痛。

　　凡睡醒後發病或症狀加重的患者，除了跟枕頭高度不當有關，也可能與睡姿有關。偏愛睡某一側，或俯臥、半俯臥，或將上下段身體扭轉而睡，均是不良睡姿，俯臥尤其有害。俯臥時需扭頸才能呼吸，造成頸椎關節扭轉過度而錯位，如果不予以糾正，必然發展成頸椎病。

▶ **第2節**

文職人員別輕視頸椎病症狀

白領工作似乎安全舒適，事實上，如果不注意預防，辦公室正是誘發頸椎病的溫床。文職人員整天坐着工作，卻越坐越累，就可能與頸椎病有關。

個案實錄

個案 1　張先生，41歲，工程師。工作緊張時，他便左側頭痛，頭頂有重壓感，嚴重時更會頭昏腦脹。

張先生他長期伏案做設計，又有深近視，工作時頸姿不良：駝背、頸前傾、仰頭過度並經常扭頸操作電腦。近年每當工作緊張，他便會左側頭痛。頭痛發作時，頭頂像受重壓，加重時伴發頭昏腦脹，十分難受。他服用中、西藥，只有暫時療效，發作越來越頻繁。經朋友介紹找醫生檢查，才發現頸椎已失穩並錯位。

醫生診斷

患者的不良工作姿勢，是造成頸部勞損，頸椎生理曲度過大，頸椎第2節向右後旋轉錯位的主因，屬關節功能紊亂型頸椎病。因第2節頸椎扭歪了，使左側第1～3節的頸上段神經受錯位頸椎壓迫，出現左側頭痛；頸椎錯位使血管扭屈，動脈受阻，影響腦部供血，腦部的新鮮血液不足而頭昏；同時，靜脈回流亦受阻，使腦內鬱血而頭脹。

治脊方案

以正骨推拿手法治療三次後，頭昏、頭痛消除，隨訪一年未復發。醫生囑患者要糾正不良頸姿，以根治頸椎病。

個案 2　　馬先生，49 歲，文員。右側頭部時有閃電樣灼痛，嚴重時，伴有頭昏、頸痛、耳鳴。

馬先生找醫生診治時，頭痛得雙手摀着腦袋，一邊叫痛，一邊講述病情。他的頭右側經常一陣一陣像火燒的灼痛，嚴重時，伴有頭昏、頸痛、耳鳴，已一年多了。病情加重一個多月，近來發作頻繁，連別人碰他的頭，或觸摸頭髮時，他也會感到灼痛。神經內科曾診斷他患偏頭痛，但服藥打針沒好轉。

醫生診斷

觸診發現患者的頸椎錯位，上段偏歪側擺（第 1、2 節偏右，第 3 節偏左），頸部肌肉有明顯勞損，部分韌帶鈣化，按壓上段頸椎橫突處時，患者感到疼痛。頸椎 X 光片顯示：第 5、6 節頸椎間隙變窄，椎旁有骨質增生，但非頭痛主因，關節錯位情況與觸診相同，這才是頭痛主因，證實患者因頸椎病引致頸性偏頭痛。頸性頭痛在臨床上常按偏頭痛來治療，患者吃藥會好轉，但治標不治本。其實，患者由於頸椎小關節錯位，傷及周圍神經──即枕大神經、枕小神經和耳大神經，同時令交感神經受損和扭曲了椎動脈，才會頭昏、頸痛和耳鳴等。

治脊方案

　　以正骨推拿手法治療三次後，患者的頭痛、頭暈明顯好轉，別人觸碰頭部也不痛了，耳鳴消失，可以正常辦公。繼續治療十次（一期療程），各症狀消失，完全康復。

個案 3　郭小姐，22 歲，在網絡公司工作四年。兩年前，她開始頸背痛，右肘、腕和指關節均有酸楚不適，時輕時重，與工作勞累相關。

　　郭小姐以往在疼痛處貼消炎止痛膏藥，可減輕痛楚或完全止痛。近半年頸及右肩臂酸痛加重，有時失眠和左側頭痛。到醫院拍攝X光片，報告指她"頸軸變直"，餘均正常。按風濕痛治療，服藥無明顯效果。病情加重影響工作，她遂找醫生會診。進行頸、胸椎的全面檢查後，醫生發現她的頸背軟組織(脊椎骨周圍的筋和肉)勞損較嚴重，用手指輕力彈撥勞損部位，即有"沙沙"聲。

醫生診斷

　　"沙沙"聲是軟組織勞損的標記。患者的勞損已達頸椎和上段胸椎失穩的程度，使多個關節的功能紊亂，部分關節已錯位。錯位關節處，就是疼痛的源頭。患者的頸胸椎錯位屬早期的頸椎病，較易治好。但若不及時復位，可能發展成骨質增生。

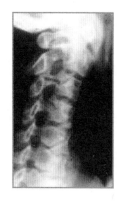

頸軸變直(斜位片)：
頸椎非呈自然生理曲度。

治脊方案

　　用正骨推拿復正頸胸椎錯位，經一次治療後，頸背、右肩、手臂和頭部疼痛立即緩解，全身頓感輕鬆。經十次康復治療，包括拔火罐、物理治療和小針刀治療，患者頭頸活動自如，用手彈撥勞損點時已無響聲，工作時精力充沛。但患者必須重視預防工作造成的慢性勞損，療效才得以鞏固。

病因分析

 頸椎關節錯位

　　頸椎關節錯位（displacement），症狀比脫位（dislocation）、半脫位輕，又稱為"滑椎"，或"關節功能紊亂"。但在新的脊椎病因研究中，發現脊椎的關節功能紊亂，臨床上的症狀較輕，可在患者改變體位而使症狀消失；而椎關節錯位，改變體位只能使症狀略減輕一點，而不會消除。由此可見，椎關節錯位比關節功能紊亂重，又比半脫位輕。

　　脫位、半脫位和錯位（中醫稱為"骨錯縫"），都會造成脊柱力學失衡，都將會引發骨質增生、韌帶鈣化（硬化）和椎間盤膨出，發展成頸椎病。關節錯位使頸椎間的神經、血管通道和椎管變形變窄，其中的神經、血管和脊髓因受擠壓而損傷，導致頸椎病發作（關節錯位為主因，骨質增生是令病情加重）。

目前，椎關節錯位在醫學上尚無共識，也無診斷標準（包括臨床和放射學的診斷標準），放射科只有脫位和半脫位的標準，尚未定出關節錯位的標準；更主要是骨科仍以椎間盤變性（如老化所致）、頸椎骨質增生和韌帶鈣化等為依據，因此將頸椎病歸類為老人病。若尚未出現以上的病理變化，即使有頸椎錯位，也不會被診斷為頸椎病。如個案 2 的患者，脊椎小關節錯位在第一次照 X 光片時已有顯示，但因診斷標準問題，報告只說"頸軸變直"而未能配合適當治療。

椎關節錯位是臨床上許多亞健康的主因。文職人員的關節錯位多因慢性勞損造成。研究顯示，頸、胸椎的錯位若不及時復位，椎間盤就會因此受損而加速變性，隨後發展成椎體或關節的骨質增生。

自我判斷

文職人員出現頸肩背部酸楚、沉重或疼痛，工作緊張或頸部活動時症狀加重者，或出現頭昏、頭痛、失眠、煩躁不安，或感手指麻痛、僵硬不靈活者，可進行"頭頸活動度功能試驗"（詳見第三章第 3 節），也可用雙手觸摸頸椎兩旁不適處，按壓時如感疼痛，可初步判斷為早期頸椎病，此期已有關節功能紊亂或椎關節錯位（多數青年患者尚無椎間盤退變和骨質增生情況）。

健康忠告

文職工作以坐姿為主者，脊柱常處在特定的姿勢：低頭、昂頭、頸前伸、聳肩、駝背，或左側屈而右轉頸(如用頭肩夾持電話，雙手仍在繼續緊張工作)，使扭頸角度過大，頸、胸椎呈"S"形側彎，超過安全側屈範圍(大約30°)。工作或學習時間過長，頸肌過度疲勞，形成慢性勞損，椎小關節長期扭屈過度，使關節囊牽張過度而受損，頸椎周圍韌帶過勞而鬆弛，使頸椎失去應有的穩定性。

文職人員常見的不良的工作姿勢很多，如桌子太高令坐姿不良；眼鏡下滑不及時推正，看電腦時便會過度仰頭。還有一點特別值得白領注意：他們外出見客時多單手提電腦包，女士多單肩掛手提包，為防止手提包下滑，多採單肩聳高的姿勢，也會造成勞損。如不糾正錯誤頸姿，幾年後就會過度勞損，引發頸背和肩肘腕指關節的酸楚(顯示軟組織勞損和頸神經受損)。若頸胸背勞損繼續發展，必會導致頸椎病。

此外，有人喜歡"蹺二郎腿"，又不注意左、右腳交換，扭腰、駝背、扭頸久了，將引發骨盆偏歪，導致全脊柱變形側彎，引起更多病症，如神經衰弱，全身倦怠，腰腿痛和頭昏頭痛等，甚至胃腸、心肺、頭腦等內臟的功能性疾病。

誠然，上述問題在短期內不會致病，但文職人員平日工作緊張，連續以同一姿勢工作四小時或更長，公餘缺乏運動，體質弱，頸肌不耐勞。若睡姿不正確（詳見本章第 1 節），扭頸角度太大，日間的頸肌勞累不但難以恢復，更加重頸椎變形和肌肉勞損，一旦遇上某些誘因（如落枕、受涼、打瞌睡、遇急剎車等），即會引致頸椎病發作。

預防勝於治療。文職人員應重視脊柱保健，預防頸椎病誘因和肩、肘、腕、指關節的慢性勞損。不良的姿勢必須從思想開始改變。留意電腦擺放的位置要正確，以免導致姿勢錯誤。糾正不良姿勢，不讓頸椎扭歪，人人都能做到。

簡易自療法

1. 練頸保健功，每天兩次，早晚各一次。每天早上醒來，在床上練一次，約10分鐘。頸保健功可有效預防復發，增強頸部肌肉韌帶的張力，防治青壯年人的頸椎失穩。堅持練功，更可增強脊柱有關肌肉的肌力，提高身體耐勞能力，保持青春活力。（詳見附錄 1）

2. 工作過勞時，回家浸熱水浴或做放鬆功（如前後旋肩、打肩拍背、伸懶腰等，可自編自練），消除疲勞，減少慢性勞損。

預防貼士

1. **改善辦公桌的高度**：最好是當雙臂平放桌上時，頭、頸、胸、腰挺直，肘關節屈曲約 90°，雙肩舒展自然而不聳肩。

2. **注意工作姿勢**：寫作時勿屈頸過度和過勞，少扭頸而多轉身，少駝背仰頭，保持脊柱正直。無論是電腦操作或寫字，頭頸的各方動作均在生理運動範圍內（小於 30°），側屈角度不要太大，小於 25° 為宜。（詳見第三章第 3 節）。

3. **工間保健**：當工作緊張出現頭昏頭重或稍覺疲勞時，宜改換頭頸姿或稍作休息，以紓緩不適。做最簡便的坐式"伸懶腰"肌力平衡運動，只需 1 分鐘。最好定時練，每隔 1～2 小時做一次。做法：

   3.1 坐在辦公椅上，雙腳平放地上；

   3.2 雙手背伸放在腰部互握，雙臂用力向下壓，同時伸腰挺胸，先低頭、後仰頭及左右轉頭，重複 2～3 下。（詳見第三章第 5 節 "坐式肩頸操之伸腰挺胸"）

4. **加強業餘體格鍛鍊**：應持之以恆，簡單如早上上班時快步走或練太極拳半小時，餘做肌力平衡運動，以及雙肩、肘、腕、指的關節伸展對抗活動（詳見附錄 2 "頸部醫療體操示範"）。

5. **改用保健枕。**

▶ # 第3節

現代化生活帶來的頸椎病危機

城市人工作緊張，缺乏運動，是患上頸椎病的誘因。

個案實錄

個案 1 梁小姐，25 歲，當會計師已三年多。連續幾天加班後，有些頭昏頭重，更突發眩暈。

梁小姐一向只顧工作，不注意身體鍛煉。近日她為趕年終結算，幾天加班下來，有些頭昏頭重，心想忙完這段日子，好好休息放鬆，頭昏頭重就會好轉。一天下班後，她與男友見面，未料接吻時突發眩暈、天旋地轉、噁心嘔吐、面色蒼白、全身軟弱無力，男友即送她到醫院急診。

醫生診斷

頸椎X光片顯示患者的頸椎第1、2和4、5節已失穩，是關節功能紊亂型頸椎病(椎動脈型)。這次發病前，患者每當工作緊張便頭昏頭重，就是頸椎失穩的症狀。患者體質過於瘦弱，頸椎周圍的軟組織軟弱無力，經不起接吻時仰頭、扭頸和激動致頸肌用力收縮，使失穩的頸椎關節發生錯位，損害椎動脈、膈神經和頸上交感神經，引致突發頸性眩暈和噁心嘔吐。患者只要增強體魄，接吻時注意姿勢，避免扭頸過度，可減低再發生的機會。

治脊方案

用正骨推拿手法為患者放鬆緊張的頸肩肌肉，糾正紊亂的頸椎關節，眩暈即時消除。三次治療後，患者不再頭昏頭重。

●●●●●● 個案 2　陳先生，51歲，公司總經理。近兩年經常頭昏、頭痛、失眠、多夢，右肩臂沉重不適，常感胸悶、心悸，多汗，四肢怕冷乏力。

陳先生的辦公室和住宅在同一大廈的不同樓層，上落使用電梯，缺少運動。晚上，他常半臥背靠床頭看電視，偶然打瞌睡，就會斜屈頸部或扭屈上胸，到睡醒才改變姿勢。因業務繁忙，他常乘飛機和長途汽車，多坐着打瞌睡。近兩年，陳先生常感力不從心，症狀越來越多：經常頭昏、頭痛、失眠、多夢，右肩臂沉重，常感胸悶、心悸、多汗，四肢怕冷乏力，不能享受空調，有時腹部作痛即瀉，心情壓抑不暢。他曾多次到美國療養和進行體檢，未發現器官有明顯病變，西醫診斷是神經官能症，但服藥無明顯改善。近兩月，右肩臂肌肉和頭頸僵硬不適加重，抬頭時症狀加劇，駝背低頭時稍覺好些。經朋友介紹，他向醫生求診並接受檢查。

醫生問診時，令他想起早年當兵擔任潛水員，一次下水時撞傷頭部。此後右肩肌肉時有沉重不適和疼痛，自以為是"風濕"，敷貼止痛藥膏好轉，但經常發作，近年加劇。因肌肉疼痛，曾嘗試封閉療法(用類固醇加局部麻醉藥以消炎止痛)，亦接受過針灸、推拿、物理治療，只能暫時改善，病狀逐漸增多、加重。

醫生診斷

首先測試患者的頸部活動能力：發現頭頸的伸屈、側屈和轉頸活動均受限。為患者拍攝多張 X 光片，可見頸軸反張（與正常的前凸生理曲度相反），頸椎第 1、2、4、5 節出現關節錯位，第 4～6 節有輕度骨質增生，第 5、6 節椎間盤中期變性（椎間隙明顯變窄，椎緣骨質增生較明顯）。MRI 片顯示，頸椎第 4、5 和 5、6 節有椎間盤突出。此外，胸椎部位呈輕度 "S" 形側彎，也有多處椎間關節功能紊亂表現。

患者情況屬混合型頸椎病，胸、腰椎亦已失穩，應與年青時的外傷有關，引發椎間盤突出和韌帶鈣化。那次頭頸受傷，使患者第 4、5 節和第 5、6 節椎間盤突出，除引起右肩肌肉痙攣，年青時因頸椎的代償能力而未出現其他病症。但隨着年齡增長，脊椎退行性變（老化）加速，近年生活環境優越，又未重視脊椎保健，特別是長期坐臥姿勢不良（經常強屈頸、胸椎看電視和瞌睡中落枕），引發多個頸椎關節錯位，病情急劇惡化，終引致頸椎病的急性發作。不良的生活姿勢，極易誘發中年人的頸椎關節錯位，加重患處的病情和關節功能紊亂的程度，都是脊椎病的常見誘因。

治脊方案

採用正骨推拿手法和牽引下正骨法，逐步復正頸椎和胸、腰椎的錯位，在椎間盤突出部位配以微波電療。治療三次後，頭頸活動恢復正常，右肩臂沉重疼痛明顯減輕，上部僵硬腫痛近三十年的肌肉（岡上肌），開始轉軟。同時血液循環改善，在空調房內，四肢也不怕冷了。

經二十次治療，不但頭昏、頭痛、失眠、多夢、頸肩臂痛再沒發生，腹痛、腹瀉、夜尿頻數（以往每夜三至四次）、出汗多、怕冷、皮膚癢等症亦顯著好轉，半年後完全康復，多汗、腹痛消除，大便恢復正常，四肢軟弱、惡寒消失，精神體力充沛。

💡 **特別提示**

　　購置治脊床和牽引椅（詳見第三章第5節），按情況進行自我治療，一般每周三次。

　　建議患者在各地住宅和公司都準備保健枕使用。

 個案3　　堅仔，13歲，初中學生。一次上體育課時，他突然昏倒，但很快又自行清醒過來。

　　他上體育課時突然昏倒，面色蒼白。同學正要為他急救，他即清醒並自行站起來，仍可完成體操。他父母知道後十分焦急，很擔心堅仔會有生命危險，馬上帶他到醫生處檢查。堅仔告訴醫生，近三年來時常頭昏腦脹不舒服，學習時雙眼易倦，有時睡眠不夠安穩，早上不夠精神，曾到醫院接受檢查，卻未發現甚麼病。他一向不愛運動，只喜歡看書，自五年級開始沉迷玩電子遊戲，但上中學後，功課壓力大，已沒有玩了。醫生問堅仔頭昏腦脹初起時是否經常在床上墊高枕頭看書，堅仔才想起剛有電子遊戲機時，每晚玩到深夜十二時，因給媽媽責備，便按時上床，卻是躲在被窩內繼續玩，後來覺得頭頸不舒服才不再玩。

醫生診斷

檢查後，發現患者的頸椎第 1 節輕度向前滑脫，第 7 節向後隆突（稱"前後滑脫式錯位"），椎旁有壓痛，還有本章第 2 節旋轉式錯位，是側臥床上玩遊戲機時強行屈頸仰頭，加上動作緊張所致。雖然患者後來已不再那樣玩遊戲機，但關節錯位已不能自行復正，病情逐漸加重。如果患者平日多運動，體格強健，可能不會發展成頸椎錯位，就是說，體質弱加上長期姿勢不良，才引致這次發病。

頸椎X光片顯示環椎半脫位和頸軸反張，根據患者症狀，應為"頸性暈厥"，是頸椎病的一種。暈厥是因頸椎內的左、右兩條椎動脈血管，同時被環椎、樞椎錯位擠壓而扭屈，使腦內突然缺血所致。患者暈倒後，頸椎位置改變，腦內供血得以改善，因此很快醒來。

治脊方案

採用正骨推拿手法和牽引下正骨法，將錯位頸椎調整復位後，配合針灸和熱療，以紅光照射後頸。十次治脊療法後，患者完全康復，此後每年覆診一次，隨訪五年未再發作。

病因分析

●●●●●●● 越來越常見的椎動脈（靜脈）型頸椎病

由頸椎病引起的顱腦供血不足或迴流障礙者，稱為椎動脈（靜脈）型頸椎病。輕者頭昏、腦脹，重則眩暈，感到天旋地轉、噁心嘔吐。重症者會突然暈倒不省人事，但當患者倒下使頸姿改變後，可於短時間內清醒，多可繼續工作和正常生活，此可與心腦血管病因鑒別。（參見"第二章第7節個案1病因分析"）患者一般不會有生命危險，怕的是發病時身處危險地方而生意外。暈厥發作與頭頸活動密切相關，發病前無預感，萬一在游泳、過馬路、爬山、杠重物時突然發病，就不堪設想了。患者應及早治療，預防復發。

此型頸椎病若延誤醫治，病程長者，會加速腦功能損害，而發展為腦部其他疾病，如早老性癡呆症（即提早出現的老人癡呆症）（詳見"第二章第7節個案4病因分析"）、青少年智力障礙等。本型病症多在中老年人發生，但現代生活的節奏快，少鍛鍊頸部肌肉，未重視頸椎的保健，故青少年的發病率亦漸多。

自我判斷

凡內科檢查未發現疾病，診斷為"神經衰弱"或"神經官能症"者，發病時可自行用手指觸摸頸椎兩側，如有壓痛（未錯位前無壓痛），即可初步確定。輕者可試用自我治療，但若無效，應作進一步檢查診斷。

健康忠告

現代人在享受現代生活時，為何會發生頸椎病呢？缺乏體格鍛練是主因，再者，工作緊張、過勞和生活上的不良頸姿（如躺在枕上看書或看電視，枕在沙發扶手上睡覺），長期如此，椎骨受力不平衡，引起頸肩部軟組織慢性勞損，導致脊柱失去應有的穩定性。

從本組病例可知，患者都是因頸椎扭屈過度而引發頸椎病。因此，已有頸椎關節功能紊亂者，應避免大幅度轉頭、屈頸，老年人頸椎增生退變明顯者，側屈應小於30°。加強體格鍛練，使頸椎周圍的肌肉韌帶強健、耐勞。

一般人以為老人才有頸椎病。老人的頸椎病多因頸椎退化，椎間距離變窄，並有骨質增生所致，故發病率高。青年的頸椎病，則多由外傷或不注意頸椎保健引起。青少年若忽視頭頸的跌撞傷，易加速受傷頸椎的椎間盤退變。如個案1的陳先生過早發生重症頸椎病，就與年青時的外傷有關。他又不重視保護頸椎，令病情加速發展。希望讀者從中吸取教訓，從小重視脊柱保健。

症狀輕者可試用一般的自我治療及預防方法，急重症者，應及時就診脊椎病專科，進行全面檢查，以免延誤病情。

簡易自療法

1. 發病時自我按摩，可按頸保健功的乾洗臉，前、後頸功，側臥抬頭，仰頭舒脊等運動（詳見附錄1），有助行氣活血，並自我調整因睡眠時姿勢不良所誘發的頸椎關節紊亂，達到通經活絡效果。

2. 如患者的肩臂手部麻痛，練保健功後，自行作頭頸牽引（即"引身舒脊法"），或請家人用雙手端提頭頸亦有效，即"互助式徒手牽引法"。（詳見第三章第5節）

   若自我治療無效時，應作進一步檢查診斷。

預防貼士

1. 培養對運動的愛好：可選擇跑步、跳繩、游泳，健身操等，鍛鍊頸肩、上肢和全身肌肉力量，增強脊柱的穩定性，強化體格。每次練10～30分鐘，每周兩次。

2. 不良頸姿易引發關節錯位，宜注意糾正，如不要半臥靠在床頭看電視，避免坐着打瞌睡，乘坐交通工具時，防止急剎車時使頸椎受揮鞭性傷和扭屈過度（大於30°），必須坐着睡覺時（如坐長途飛機），宜配戴頸椎墊枕。

3. 每天早上在床上練一次頸保健功，約10分鐘，可有效預防復發，增強頸部肌肉韌帶的張力，防治青壯年人的頸椎失穩。堅持練功，更可增強脊柱有關肌肉的肌力，提高身體耐勞能力。

4. 平時練習頸部醫療體操（即"抗力運動"），鍛鍊及增強頸肌力，以達徹底痊癒。（詳見附錄 2）

▶ 第4節

別輕視頭昏欲嘔 或頭痛頸僵症狀

頭昏、頭痛、頸肩臂手痹痛困擾着不少城市人。如何判斷這些症狀是否由頸椎病引起呢？

個案實錄

個案 1 瑩瑩，大學二年級學生。期終考試前，她常感頸背酸痛，複習緊張時，酸痛加重。

瑩瑩最不喜歡運動，平時愛躲在宿舍溫習。這次期終考試，她常感頸背酸痛，看書不到半小時就要扭頸伸展一下。隨着考期臨近，複習緊張，酸痛加重。校醫診斷為落枕，她接受物理治療後有好轉，但頸背酸楚仍未能根除。放暑假回家，母親帶她找醫生檢查。

🔍 特別提示

重視適當運動增強體質，克服頸椎失穩。醫生囑患者每天跑步半小時。

醫生診斷

患者的頸背軟組織已廣泛勞損，用手指彈撥其頸背皮部軟組織時，有"咯咯"聲；活動頸部時，自己也聽到頸內發出聲音。這是由於患者長期伏案看書寫字，不重視頸背部肌力鍛練，低頭屈頸過度過久而過勞，頸部的筋"鬆"了，頸椎間的關節活動就會超過正常範圍，傷及關節囊，引起頸椎發生創傷性關節炎。頸背酸痛如不及早治療，將會發展成頸椎病。

治脊方案

為免病情惡化，醫生在暑假期間為患者施行正骨推拿治療三次。患者症狀消失，可以恢復正常學習。患者此後按醫囑做運動和注意學習姿勢，直到大學畢業，再沒出現頸部酸痛。

個案 2　佟小姐，27 歲，審計師，工作繁忙時常頭痛。

佟小姐工作繁忙時，常頭痛發作，已五年多，多在前額發作，嚴重時全頭都痛，是突發性、一陣一陣的右頭痛。她有時還會眼花和頭昏噁心，甚至嘔吐，長期不離止痛藥，很是痛苦，決定入院檢查。

醫生診斷

檢查結果排除是心腦疾病。醫生發現患者有俯臥習慣，從 X 光片顯示，七節頸椎已扭成"S"形側彎並旋轉錯位（第 1 ～ 3 節向右扭，第 4 ～ 6 節向左扭），尤其第 1/2 節頸椎偏歪最嚴重，確診為關節功能紊亂型頸椎病。

患者經常頭痛發作，是神經被錯位關節擠壓所致。頸部肌力變弱，使耐勞能力變差，一旦過勞，誘發上段頸椎間關節錯位加重，若傷及脊髓內的"三叉神經脊束核"，即引起前額劇痛，即"三叉神經額支痛"（參第二章第 11 節）；若頸椎多關節錯位傷及枕大神經和耳大神經根，可導致全頭痛；若傷及交感神經和椎動脈、椎靜脈等血管，就會引起一陣一陣的頭痛、頭昏（腦部缺血）和頭脹（腦部鬱血）。

治脊方案

以正骨推拿糾正頸椎側彎錯位，配以頸部和頭部穴位電針治療。十次治療後，症狀消除。停止治療後，患者堅持做頸保健和身體鍛鍊，半年後複檢，頸椎錯位消除，頸肌比前健壯，隨訪三年，未再復發。

提別提示

患者必須改變俯臥睡姿，以仰臥為主，左右側臥為輔。必要時可請家人監督她。

病因分析

頭昏、頭痛與頸椎病的關係

頭昏、頭痛、頸肩臂手痹痛等，是頸椎病最常引發的症狀。頸椎病的發生，通常指頸椎退行性變（俗稱老化），導致椎間盤萎縮或膨出、骨質增生、韌帶鈣化，造成對頸神經根、椎動脈、靜脈、交感神經或脊髓的傷害，引發臨床上出現多種多樣的症狀。

　　新的研究發現，除頸椎老化外，更應重視外傷性、勞損性的病因才是，青少年的頸椎病以外傷性為主。除急性創傷者外，凡慢性勞損、隨年齡增長的頸椎退變，都是引起頸椎之間的筋（韌帶、筋膜、關節囊）損傷和變弱，導致頸椎活動度超常，而發展為關節功能紊亂，出現頸部不適或落枕。若此期不加防治，椎間關節常處活動失常的狀態，會加速椎間盤變性（提早老化）和骨質增生；頸姿不良或輕度外傷，是頸椎病的誘發因素。

　　由此可見，頸椎病多因椎關節錯位，使頸部的神經和血管受擠壓，引發椎關節發炎（創傷性、無菌性），繼而引起臨床較複雜的多種症候群（詳見第三章第 3 節 "頸椎病的臨床症狀表"）。當神經、血管受到頸椎病變部位的骨性壓迫和炎症刺激，就會在這些神經、血管支配的部位：如頭部、頸背、肩至手部出現不適，甚至傷及脊髓而出現下肢症狀。

自我判斷

　　頭痛、頭昏、頸肩臂痛的病因很多，如何判斷是否由頸椎病引起呢？

1. 從症狀判斷：若頭昏頭痛的發作或加重，與頭頸部的姿勢和活動相關聯，例如病較輕者，仰臥時正常，轉側或坐起就頭昏或眩暈發作。上班時正常，當低頭工作較久或工作過於緊張時，就出現頭痛或頭昏；中老年人患頸性頭痛時，多同時有頸痛和肩臂麻痛。

2. **觸壓檢查**：用手指在耳背後的頭骨下部（乳突部）至肩部，雙手由上而下在頸兩旁觸摸按壓，發病關節有壓痛（詳見第三章第3節方法3）。

若符合以上情況，宜拍攝頸椎 X 光片，多可確診。

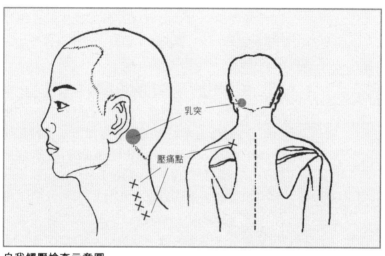

自我觸壓檢查示意圖

健康忠告

城市人容易患頭昏、頭痛、肩臂麻痛的主要原因，與工作造成的頸肌過度疲勞，形成慢性勞損有關（詳見本章第 2 節）。當遇輕微外傷、失眠煩燥、精神過度緊張（如趕任務，應考試，出公差）等情況下，引起某頸椎關節錯位而發病。

若查明與頸椎病相關，就要對症下藥，試行自我治療，注意克服不良頸姿，加強業餘體能鍛鍊，方有成效。

簡易自療法

1. 自我頭頸牽引：選用簡易頭頸牽引器，進行自我牽引。輕者每周1～2次，較重者每日1～2次，每次進行5～10分鐘（詳見第三章第5節）。

2. 按摩腫痛部位：在腫痛處用活絡油作局部按摩。每晚睡前將磁療片（注意分為陰極和陽極，兩極相距1～3厘米）貼在腫痛部位，次晨取下。

3. 紅光燈（在醫藥商店有售）照射有壓痛的後頸和肩臂麻痛部位，每次15～30分鐘，十次為一療程（或使用其他熱療）。

4. 業餘做頸肌平衡運動，如坐式頸肩操（詳見第三章第5節）。

自我治療一周無效者，應及早請專科醫生診治。

5. 反復發作一年以上者，加用針灸或中藥治療（詳見附錄 2）為佳。

預防貼士

1. 改用保健枕預防落枕。

2. 堅持起床前練簡易保健功一次（用 10 ～ 15 分鐘完成），三個月後必有成效。

3. 克服工作學習時和生活中的不良姿勢，以保持整條脊柱的正確位置。

▶ 第5節

手臂麻痛並非都是風濕

頸、肩、臂、手酸痛麻木、惡風怕冷等風濕症狀，以局部加熱或以風濕藥油摩擦，能減輕痛楚，但極易復發。若疼痛源於頸椎病，局部治療只是治標，治療頸椎病才是治本。

個案實錄

個案 1 潘女士，45 歲，律師。左手臂麻痛已一年多，貼風濕藥膏和服用中西藥，只能暫時減輕疼痛，不能根治。

潘女士去年工作繁忙，常在上下班途中坐汽車時打瞌睡，晚上為趕工織毛衣，左手拇指和食指出現刺痛不適，以為是過勞，休息後會好轉。但兩個月後，患處酸痛有增無減，擦風濕藥酒可減輕，就改貼風濕藥膏，飲風濕藥酒。曾到內科求診，但服藥無明顯療效。近兩個月，蔓延到左前臂麻痛，日間在空調的辦公室內酸痛難忍，夜裏有時更因此不能安睡。

醫生診斷

讓患者做頸部的伸屈、側屈、轉頸活動，當仰頭伸頸和轉頸的角度大時，患者的左前臂麻痛加重。觸診檢查後，發現患者頸椎第 5 節向右後偏移，按壓該椎兩側，患者明顯感到疼痛。經拍攝頸椎 X 光片，證明患的是頸椎病而不是風濕病，屬神經根受損症狀。

治脊方案

患者最初對治脊療法缺乏信心，怕有危險，不肯讓醫生動頸椎，經醫生反復講解，才答允試治一次。醫生在第一次治療中，只用牽引下正骨推拿法，糾正第 5/6 節頸椎退變及併發的混合式關節錯位，配合熱療，以紅光照射後頸。為讓患者心服口服，是次並沒有安排治療左臂的麻痛部位。患者當晚已不再痛醒，頸部活動受限亦恢復正常，次日便同意專家的治脊方案了。

第二次醫生增加右臂麻痛區的針刺療法，經五次治療，左臂和手指的疼痛麻木完全消失，左臂活動恢復正常，患者不再怕風怕冷。

 特別提示

患者必須注意防止頸肩臂過度疲勞，克服上下班坐汽車時愛瞌睡的習慣，以防復發。

病因分析

●●●●●● 風濕症狀與神頸根型頸椎病

　　神經根型是頸椎病中最常見的一種臨床類型。由頸椎的關節錯位、骨質增生、椎間盤膨（突）出而造成的骨性壓迫或刺激，傷及其神經或血管，引起受傷神經或血管所支配的筋、肉、皮膚痛麻不適所致。本型頸椎病以神經症狀為主，會在頸神經分佈的頭部或上肢某部位，出現固定性、頑固性、位置很深的疼痛，患者會感麻痛、刺痛、鈍痛、觸痛或燒灼般的痛感，或麻木乏力、易倦怠等。

　　為甚麼有些患者只是頭痛或手臂某處痛，而頸不痛？這是頸神經有不同分工之故。頸神經的前支是分佈到頭和上肢，後支分佈在頸背。當只有頸神經的前支受損，而後支無損時，頸就不會痛。西醫也有風濕病，但含義不同，叮分"風濕熱、風濕性關節炎"和"類風濕性關節炎"兩大類，前者常會引發風濕性心臟病（心臟瓣膜病變），後者會因關節紅腫熱痛，變形而致殘，可以通過化驗檢查出來。在中醫診治中，頸椎病引起的頸肩臂手不適（酸痛、麻痛、燒灼性痛或脹痛），歸屬痹症範疇，俗稱"風濕"。頸、肩、臂、手部有酸痛麻木、惡風怕冷，是神經根型頸椎病常見症狀。此型頸椎病多發生在中下段頸椎。

自我判斷

活動頸部姿勢，能影響症狀的加重或減輕，從 X 光頸椎照片，多有頸椎病的表現（無骨質增生者可見頸軸變形變直）。本型的慢性患者，並無頸痛不適，最易誤診。若發現只有手臂出現一處或多處疼痛、酸軟、麻木，在疼痛局部用過治療"風濕"的療法（如服中西藥、物理治療、局部搽止痛油等），但無效，就要考慮是否患上頸椎病。

按頸椎病作自我檢查（詳見第三章第 3 節），經用頸椎病的自我治療有效，即可初步判斷為神經根型頸椎病，而不是"風濕病"。

健康忠告

頸肩臂手部有酸痛麻木，惡風怕冷，是頸椎病的常見症狀。局部治療（如加熱）或以風濕藥油摩擦，雖能減輕痛楚，但不能治癒。這是由於頸椎病的疼痛，不是因肩臂手局部軟組織病變而起的，在疼痛麻木的局部治療，只能屬於治標，其疼痛來源於頸椎病。故治療頸椎病，才屬治本。標本同治，才能取得良好的療效。

簡易自療法

頸椎病復發時，可先行自我治療。輕度發作時用"俯臥牽引"治療為主（詳見第三章），以下是具體的做法：

1. 在床邊放一個軟枕,軟枕的1/3突出床緣外;

2. 俯臥於枕上,屈頸令頭在床外,頭頂向地面,雙手抱住後頸;

3. 頸部放鬆後,雙手輕力將頭頸部向地面方向按壓片刻,約20秒;

4. 以緩慢動作將頭向左轉、還原,向右轉、還原,向左側屈(是向床緣)、還原,向右側屈、還原;

5. 雙手向地面方向按壓2～3下,可加強頸椎牽引力;

6. 將枕頭放回床頭,改為仰臥姿勢,一手托於頭後部,另一手握住後頸部,用指與掌拿捏頸椎,左、右手交替進行,至頸部活動自如即可。

7. 可在椎旁疼痛處貼止痛膏或熱敷20分鐘。

如自我治療三天無效,應及早請醫生診治。

預防貼士

兩點必須堅持——

1. **加強保護:** 青少年防止外傷,中老年人防落枕(詳見本章第1節)。改用保健枕,日常扭頸幅度不要太大,工作不要過勞,冬季注意頸部保暖。

2. **適量運動:** 每周安排1～2次適量的健體運動:如慢跑、快速步行、游泳、划船、爬山、健身體操、太極拳(劍)或床上保健功等,選擇其中1～2項,每次鍛練30～60分鐘即可。

▶ 第 6 節

骨質增生的真相

骨質增生是骨關節損傷後的生理性代償，屬生理現象。頸椎骨質增生是脊椎退化的正常表現，其實，骨質增生並不可怕。以往，國內外醫學界都認為骨質增生是頸椎病的主要病因，但現在研究證明，情況並非如此。

個案實錄

個案 1　李先生，51歲。最初頸部發僵不適，後來病情漸重，出現頭痛、頸肩沉痛，有時還頭暈、噁心、胸悶、心慌，又覺腦內一片空白，思考難以集中。

李先生在一次出差北京遇上大地震，在防地震帳篷睡了三天，頸部開始發僵不適，以為是落枕，因工作忙沒注意治理，不料病情迅速加重，頭痛、頸肩沉痛，有時還頭暈、噁心、胸悶、心慌，醫生說因神經受壓導致。有時他又覺腦內一片空白，思考難以集中。他曾接受靜脈輸液治療，以改善腦功能，無明顯效果，到醫院骨科檢查，診斷為老年性頸椎病。

頸椎X光片報告指出，中下段（第4～7節）的椎間盤變性和骨質增生。醫生於是為他作頸椎牽引，使椎間隙輕微增寬，還施以物理治療，頸部僵痛好些，卻加重了頭昏和出現耳鳴，決定找醫生檢查。

醫生診斷

檢查後，根據患者病症的發生、發展和頸椎 X 光片，確診頸椎中上段（第 1～4 節）有多關節多類型錯位，至於頸椎中下段的骨質增生非致病主因。因從 X 光片可見頸椎第 4～7 節的三個椎間盤已明顯變性，骨質增生已到後期，形成骨橋，佔據了頸椎孔道中的空間，四節頸椎已失去正常的活動功能了，所以不會發生錯位。患者在防地震棚睡覺而落枕，其實是弄傷了上段頸椎的小關節，而不是有骨質增生的下段，故發病亦非由骨橋所致，而是上段頸椎錯位使椎動脈扭屈。因此，在這情況下做頭頸牽引，反而牽拉了原已扭轉屈曲的椎動脈，使損傷加重，才引發血管痙攣而出現頭昏、噁心嘔吐及耳鳴發作等症狀。

治脊方案

用正骨推拿糾正頸椎第 1～4 節的錯位，解除椎動脈扭屈後，加用針刺於風池、合谷穴（穴道位置參見第二章第 2 節）和三陰交穴位（足踝內側凸起骨節高點之上約 3 吋），緩解血管痙攣。配合熱療，以用紅光照射頸背，促進血循環。

接受三次綜合治療後，頭昏、頭痛、耳鳴及頸部僵硬、肩部沉痛不適均明顯減輕，治療十次後痊癒，未再出現頭腦一片空白現象，隨訪三年無復發。

●●●●●● 個案 2　阮女士，48 歲，公司經理。頸和右上臂疼痛已三年半，時輕時重。

阮女士曾到醫院檢查，發現頸椎第 5 節有骨質增生，服用中西藥只能減輕痛楚，未能徹底治癒。她聽說骨質增生無法治癒，精神負擔更大。直到她表妹到新加坡探望她，説自己也曾得此症，用治脊療法治癒了。阮女士抱一試無妨的想法，趁到廣州洽商期間，到"脊椎相關性疾病研究所"請治脊專家會診。

醫生診斷

醫生為患者進行詳細檢查，並看了她帶來的頸椎 MRI 片和X光片後，確定頸椎病不是骨質增生引起，而是與第3～6節的側彎並旋轉錯位有關。只要用牽引下正骨手法把錯位復正，和消除無菌性炎症後，患處就可以很快不痛了。

當醫生知道患者小時候曾跌傷，指出頸椎第5節出現的骨質增生和韌帶鈣化，就是那次跌傷造成。骨質增生是頸椎受傷後的創傷修復，有如骨折癒合時的骨痂一樣，屬生理代償。但患者的骨質增生很輕微，只要頸椎位置保持在正常狀態（即無椎關節錯位），輕微骨刺便不會傷及血管和神經。所以，由受傷到這次頸椎病發作前的三十多年間，患者從無不適。只是，當骨質增生直接壓迫或刺激到頸神經或血管時，才會發病。患者工作時頸姿不良，經常屈頸向右，又用右肩夾持電話，造成中上段頸椎側彎，使椎旁軟組織發炎，才促使今次頸椎病發作。

治脊方案

專家以正骨推拿療法糾正患者的錯位頸椎關節。經一次復位後，由頸到右臂被筋扯着的痛楚立即消除。再以超激光照射

特別提示

進入更年期，更應加強運動鍛鍊，堅持練習頸保健功，消除疑慮心理，可防止頸椎病復發。

克服工作和生活的不良姿勢，如不再聳肩屈頸夾着電話講。

右頸和手臂疼痛部位，把炎症消除，患者三年來的痛苦也消除了，接受三次治療後痊癒。

患者對治療的神效很感驚訝，以為把骨質增生消除了。醫生解釋，骨質增生和韌帶鈣化還在，治療只是糾正了錯位頸椎。當神經和血管不再受傷害，病就好了。

病因分析

骨質增生與頸椎病的關係

近百年來，國內外醫學界均相信：骨質增生（也稱為"骨刺"）是頸椎病的主要病因，並主張進行手術治療，使醫生和患者對骨質增生有多少無奈和擔心。

今天的研究證明骨關節因外傷受損後的骨質增生，是生理性代償，有如骨折後的骨痂形成，它填補了骨膜、軟骨的缺損。這種骨質增生，如不過分突入到神經、血管通道內，或在兩塊頸椎骨前方形成骨橋，均屬生理現象，與頸椎病發病無關。只有當骨質增生到直接進入椎管、椎間孔或橫突孔，使管孔變形變窄，從而直接壓迫或刺激脊髓和神經、血管造成損害，才成為病因。骨質增生不是老年人的專利，各年齡段的人，只要有頸椎損傷，就可能發展為骨質增生。

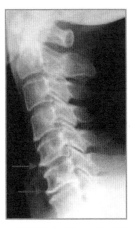

椎體前緣的骨質增生（斜位片）：大多數的骨質增生發生在椎體前緣，並不會壓迫到神經和血管。只有少數人的增生發生在椎體後緣，才可能突入椎間孔；或當增生發生在椎體正後方，則可能突入椎管，令椎間孔有不同程度變窄。

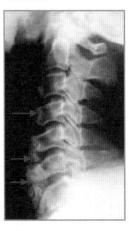

嚴重的骨質增生——骨橋（斜位片）：箭咀指出多節椎體前緣有嚴重的骨質增生，有些已差不多把兩節椎骨連起，稱"骨橋"。但此患者的嚴重增生並未突入椎間孔，發病是由其他位置的關節錯位而起。

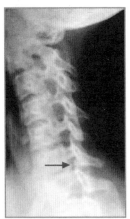

骨質增生突入椎間孔（斜位片）：第6/7節椎體後外緣的骨質增生已突入椎間孔，同時關節錯位使關節突插入，使椎間孔變得更小。

　　若非因外傷而發展的骨質增生，則是正常的老化現象（退變性），多是輕微的唇形增生。由外傷引發的增生，多呈骨刺樣甚至形成骨橋。骨質增生較重的，會佔據頸椎孔道中的一點空間，減少一點頸椎正常的生理活動時的代償範圍。骨橋形成後，該段頸椎關節失去活動功能，更不會發生錯位了（如個案1）。

　　引發頸椎病的原因有很多，曾從1700多個中老年病例的統計中，發現由骨質增生直接致病者只佔18.9%（詳見第三章第2節）。許多中年的頸椎病患者雖有骨質增生，但其發病部位卻不在骨質增生的頸椎部，其發病是椎間關節失穩錯位而致病的。中老年人在脊椎退變、頸椎失穩期，在同等外力作用下較正常人更易發生椎間關節錯位，錯位會加重骨質增生。但從上述個案可見，骨質增生不是引起頸椎病的主因，只要頸椎沒有明顯錯位，便不會引發頸椎病。專家又曾研究二十位老人的頸椎健康情況，最大的年屆68歲，已有多處骨質增生，但因頸椎無明顯錯位，故沒有頸椎病。又如個案1的李先生雖有骨質增生，患處甚至已形成三個骨橋，屬重度增生，當錯位關節復正後，症狀亦隨之消失。

自我判斷

　　中老年人患頸椎病，從X光片觀察多有骨質增生的表現，但是否屬發病主因，應參照下述表現作出自我判斷，若大致符合，則骨質增生很可能是主要病因：

1. 頭頸加牽引力時症狀減輕，頭頂加壓力時症狀加重；

2. 頸椎旁壓痛部位與頸椎骨質增生部位一致；

3. 頭頸活動功能（伸屈、側屈、旋轉）受限，勉強加大活動度時，某一症狀明顯加重（疼痛、頭昏、手麻等）；

4. 推拿治療的療效差，牽引治療療效佳者；

5. 頸椎 X 光照片、CT 片（CT 是 "Computed Tomography, 電腦斷層掃描）、MRI（MRI是 "Magnetic resonance imaging"，磁共振成像）片結果證明，骨刺進入椎管、椎間孔或橫突孔，致使管孔變形變窄，或直接壓迫神經和血管。

　　有輕度骨質增生的患者，發病原因主要是頸椎失穩、錯位，按上述 1 ～ 4 自查，均不相符，尤其在椎旁壓痛點與骨質增生部位不一致。

健康忠告

　　中老年人多有骨質增生，年齡越大，骨質增生越明顯，就像年老會有白髮和皺紋一樣。頭頸曾受外傷或長期姿勢不良，頸椎某些部位一旦受到刺激，可能比正常人早些出現骨質增生。

　　有輕微骨質增生者，都擔心骨質增生會否繼續加重。其實，脊椎會隨年齡而老化，隨着

椎間盤萎縮，骨質增生會增多。但只要注意預
防，不再發生頸椎錯位，就能防止頸椎病發作
或復發，患者不必有顧慮。

　　順帶一提，骨質疏鬆症是近幾年冒出的新
名詞，指一些50歲以上的人（特別是女性，由
於雌激素水平下降更容易發生），全身骨密度下
降（頸椎的骨質也一樣），年齡越大，就越容易
出現骨質疏鬆。但由骨質疏鬆引起的疼痛症
狀，卻被生產補鈣藥物的藥廠誇大了，令很多
患者以為只要出現頸腰痛、測定的骨質密度下
降，就是骨質疏鬆症。其實，骨質疏鬆也是一
種正常的老化現象，也並非頸椎病的直接原
因。很多中老年人的頸腰痛，主要還是由關節
錯位引起的。

▶ 第7節

頸和上肢不痛，
　只是怕冷也是頸椎病？

頸椎病視乎其損害部位不同，在臨床上有多種表現，若是皮色青白，發涼（或者充血發熱），可能是交感神經節，或頸椎椎管內的交感神經受損。

個案實錄

● ● ● ● ● ● ●　個案1　劉女士，60歲，醫院婦產科主任。十年前開始，她的右肩至上肢經常比左側涼。

劉女士的右手皮膚比左手青白些，溫度比左手低 1～2 C°，在空調間，右肩就不舒服。她曾被診斷患上"**雷諾氏症**"，神經科檢查後排除是腦部病變；骨外科檢查結果符合老年性頸椎病

> **小資料**
>
> **雷諾氏症**：血管異常收縮的現象，如果發作時間長，手指有可能會潰瘍壞死硬化。

的病徵：第5、6節椎間隙變窄、椎體和鈎突骨質增生、韌帶鈣化，曾做牽引和物理治療，療效欠佳。因工作繁忙，她也未認真重視治療。退休後，聽同事介紹找治脊專家診治。

醫生診斷

為患者檢查，並結合她帶來的 MRI 片，顯示頸椎第5、6節的椎間盤膨出、第5～7節的前縱韌帶鈣化。入院後為患者拍攝X光片，確診為第5、6節椎間盤膨出，併發頸椎第4、5節及頸椎第7節至胸椎第1節的椎間關節旋轉式錯位。

以患者的情況，關節錯位和骨質增生屬於老年性脊柱退變，仍在人體生理代償範圍之內，未傷及神經和血管，所以並無一般頸椎病患者的肩手疼痛、麻木和頭昏等症狀。但因職業關係，患者長期因特殊頸姿造成的慢性勞損，導致頸椎下段及各胸椎間關節鬆弛失穩。在工作時常過度屈頸和向左扭轉，令頸椎第7節至胸椎第1節發生旋轉式錯位，損及交感神經，是造成右肩至手部皮膚溫度降低、怕冷和膚色變青白的主要原因。

治脊方案

以正骨推拿法為主治法，為患者糾正頸椎下段至胸椎上段的關節錯位處；並在頸椎第3～7節應用微波電療為輔治法，以改善深部血循環，用超激光照射右側交感神經區（即頸前部右側鎖骨上窩處的星狀神經節）。

治療一次，患者即感右手舒適，三次明顯改善，十次治癒，鞏固治療至十五次。專家再測試患者雙手皮膚溫度，和觀察皮色均已一致，而右肩怕風、怕冷症狀亦消除，隨訪五年未復發。

病因分析

何謂"交感型頸椎病"？

本症是由於頸椎病的病因損害到交感神經節，或椎管內的交感神經時，出現的症狀繁多。除個案中的上肢血管舒縮功能異常，表現為皮色青白發涼或充血發熱外；還有偏頭痛，表現為顱內面部血管舒縮功能異常；或失眠、煩躁、多汗或無汗（因交感神經受損，功能紊亂，故出現相反症狀）；或眼皮跳動、視力下降或疲勞，耳鳴、鼻咽過敏，心律失常，心悸胸悶，或血壓波動等症狀者，均屬交感神經功能受損所致。

自我判斷

凡已知患上植物神經功能紊亂、神經衰弱的失眠煩躁，或不明原因導致的心悸胸悶、心動過速、血壓波動、眼和耳鼻喉神經性病患，患側的頭面或上肢會怕冷惡風，皮色青白，體溫低於健康的一側，又或相反表現為皮色暗紅發熱等。患者經藥物治療效果欠佳者，即可自我判斷是否患上頸椎病（詳見第三章第3節）。

健康忠告

本症極少由骨質增生直接引起，多是由於頸椎錯位引發。睡眠姿勢不良或枕頭高度不合個人身材，最易引致頸椎關節錯位。例如慣用低枕、又以右側臥為主者，容易使頭頸和頸胸交接處扭屈，而交感神經椎旁節就是位於頸椎橫突前方，此兩段頸椎錯位，常會引發交感型頸椎病。改用符合自己肩寬頸長尺寸的保健枕，是最有效的預防和治療。

更年期是本型頸椎病的高發期，故在此年齡段（女45～55歲，男60～70歲），更要加強預防頸椎病。

▶ 第 8 節

嬰幼兒為何頸部僵硬？

不僅成人有頸椎病，嬰幼兒也會有，斜頸就是頸椎病的一種表現，多由產傷造成頸椎錯位所致。

個案實錄

個案 1　徐太的兒子，出生後第三天，在餵奶時發現他右頸僵硬，不能活動。

親友說孩子是得了"先天性斜頸"，這位初為人母的年輕媽媽，想到兒子才三十六天大，聽說要用手術治療，擔心極了。經朋友介紹，帶孩子找治脊專家檢查。

醫生診斷

醫生證實患者並無先天頸椎畸形，確定是由於產傷導致右側胸鎖乳突肌損傷，形成血腫硬結，併發頸椎第1、2節輕度側擺式錯位。只要患者不是先天性的頸椎畸形，早日接受治療，將血腫形成的硬結軟化，復位側彎的頸椎，斜頸便可改善，也不用動手術。

治脊療法

以輕柔手法治療，作用是將血腫硬塊軟化。方法是：

1. 父親坐下，抱寶寶平臥於其大腿。

2. 專家坐於寶寶頭側方，左手托住寶寶頭枕部。

3. 用微力牽引，右手食、中二指先黏少許爽身粉，輕力揉摩寶寶右側胸鎖乳突肌硬結，由下而上，重點在硬結處，加輕捏法，一邊牽引、一邊揉捏。

醫生囑其父母每天為患者按此法在家治療一次。每星期覆診一次，由醫生用正骨推拿療法，施行適合幼弱患者的緩慢復位法，糾正第 1、2 節的頸椎錯位。

第二次來診治時，原來的堅硬腫塊已開始軟化，專家再教其母加用拇指、食指揉捏，牽引方向除上述的直線水平牽引外，可加左側屈 10~15˚ 的斜向平牽。

第三次來診時，患者的頭頸活動度已明顯改善，專家以生理活動復位法，調正頸椎第 1～4 節的側彎，囑父母堅持用原方法在家治療。此後改為每半月覆診一次，經五次診治，又教其父母每天在家替寶寶按摩，斜頸便痊癒了。

●●●●●● 個案 2　　小芳，5 歲。在家中意外撞傷了頭，外傷好轉後，頭頸仍左歪。

小芳在家玩皮球時，跑得快，撞到正捧着熱湯的外婆，湯潑瀉在前胸，小芳再向後倒，頭又撞到飯桌，當時哭不出聲來，家人給嚇得馬上送她入院。

經半個月治療燙傷，痊癒後頭頸仍向左歪，哄她向右轉頸，她只轉動上身而不轉頸。有人說這是受傷後疤痕影響了頸肌，外婆說是受驚引起。小芳爸爸聽朋友建議，帶她找治脊專家會診。

醫生診斷

為患者作全面檢查後，確診為頸椎第 1 、 2 節（即環、樞椎）關節半脫位，是韌帶損傷引起的頸椎病。

治脊方案

以正骨推拿療法中的緩慢復位法（適合幼弱患者），復正半脫位關節後，用頸托固定以便制動，讓韌帶創傷修復。三次復位手法後，患者頸部已活動自如。解除頸托後，為患者在上頸部電療六次，斜頸完全康復，此後再無復發。

病因分析

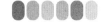

小兒斜頸與頸椎病關係

嬰幼兒斜頸屬頸型頸椎病，多由產傷致病。其實，頸型頸椎病可發生在各個年齡段，多起於外傷或反復"落枕"。所謂"頸型"，即只有頸部出現症狀，尚未波及頭、肩、臂、手部。有頸痛者一般不易漏診，而無頸痛者極易漏診或誤診。

除了先天頸椎畸形的因素，斜頸通常認為是由頸肌痙攣（俗稱"抽筋"）引起。專家研究後認識到，大多數嬰幼兒在頸肌受傷的同時，頸椎關節多同時受傷，只治療軟組織的傷，療效多不理想。頸肌痙攣或攣縮，是頸椎錯位使支配該塊肌肉的神經受損所致。如不及早復正錯位頸椎，隨着兒童脊柱發育，在力學失衡下，將發展為面部、胸部變形而必須施矯形手術了。

自我判斷

父母或家人發現嬰幼兒的頸部活動不夠靈便，或兩側動作不對稱或不自然，雖無痛苦表現，亦應警惕是否患小兒斜頸。

用手指觸摸患兒的頸椎兩側，若發現某塊頸肌緊張或腫脹、疼痛（硬結部位），經簡易自我治療方法無效（見"健康忠告"），應及早請脊椎專科醫生診治。

健康忠告

目前高齡產婦較多，剖腹生產或用產鉗助產亦多，故產傷引發斜頸者較前增多。現今的兒童很活潑，較自由，故玩耍、運動、意外傷亦較多。家長應注意孩子日常的脊柱活動有否出現不自然姿態，及時發現、及時治療是預防發育變形的關鍵。

有一點南方人要特別注意，那就是背孩子的姿勢。父母在勞動或上街時，習慣把孩子背在後面，孩子在背上睡着了，因為頭部沒有固定，容易扭傷或碰傷其頭頸。

簡易自療法

1. 對因產傷致斜頸的嬰兒，家人可在產傷患兒的頭頸進行微力的水平牽引，或小於 20°的側頭斜位牽引。（做法參見本節個案 1 "治脊療法"）

2. 對兒童或成年患者：

   2.1 先用熱療法作局部治療（熱水毛巾敷、紅光燈照射均可），每日 1～2次，每次 10～20分鐘。

   2.2 輕柔手法按摩緊張或痙攣的肌肉部，重點治硬結部位。

   2.3 做有助於頸椎康復的醫療體操。

▶ 第9節

愛好運動人士要
　留心頸椎病症狀

愛好劇烈運動者因頭頸受創引發頸椎病，常會傷及頸段脊髓。頸段脊髓內的結構很精細和複雜，一旦受傷，後果可以很嚴重。

個案實錄

個案 1　石先生，26 歲，跳水運動員。他因頸背痛，雙上肢麻木乏力，走路時雙腳有如踩棉花般不穩，已兩年餘。

去年訓練期間，石先生曾於一次訓練後發生咽喉梗塞，和全身多處肌肉不自主跳動。入醫院檢查，診斷是頸椎第4、5節椎間盤突出症，骨科醫生主張手術治療，但父母和女友非常擔心，他本人亦希望盡量用非手術療法。經服用中西藥和做康復物理治療後，他的咽喉梗塞情況和頸背痛雖有改善，但四肢麻木乏力和踩棉花感卻加重，上臂不自主肌跳不適。他曾進行臥床的頭頸牽引治療，用 8 公斤的重力牽引，期間卻因出現頭昏和噁心反應而停止。他因此病已停止跳水兩年。其母帶他找過各科醫生診症，均主張動手術，後來其中一位醫生介紹他找醫生求診。

醫生診斷

根據 MRI 片，發現患者第 4、5 節椎間盤突出並不是很嚴重，只壓迫着脊髓硬膜囊，反而第1～3節頸椎呈旋轉式錯位，令第4、5節併發椎間關節滑脫式錯位，才使椎管內的矢狀徑（管腔內的前後徑）明顯變窄，稱為"椎管狹窄症"。如能將第1～3節和第4、5節頸椎的多關節、多類型的錯位復正，使椎管恢復到原來的寬度，脊髓受損症狀有可能康復，便可免除手術。

至於患者上次臥床牽引時出現頭昏、噁心等不良反應，是由於椎關節發生旋轉式錯位時，該段椎管內的動脈和靜脈血管因此扭曲，在這種狀態下牽引，扭曲的血管因此被拉長，造成腦缺血加重，才會出現眩暈、噁心、嘔吐等副作用。

治脊方案

採用"牽引下正骨推拿法"為主治法，用 18 公斤重力進行牽引。就患者情況，醫生先替患者復正頸椎第1～3節的旋轉式錯位，再用牽引治療第4、5節的錯位，便不會引起不適反應，又能加速脊髓型頸椎病的康復。

進行四十天治脊療法，患者雙腳的踩棉花感消失，雙上肢麻木乏力亦明顯改善，便開始到體療室作康復鍛鍊，加用針灸鞏固治療。此外，患者從入院第一天即改用頸保健枕，醫生並矯正其半俯臥的不良睡姿，教其練床上頸腰保健功。患者住院治療兩個月痊癒，免除手術治療。

●●●●●●● 個案 2　　王先生，23 歲，大學醫學院三年級
　　　　　　　　　　　 學生。近年來出現雙手顫抖，時輕時
　　　　　　　　　　　 重，發病較重時有頭暈、胸悶、心
　　　　　　　　　　　 悸、臉色青白，雙下肢軟弱無力，難
　　　　　　　　　　　 以專心學習。

　　王先生曾到醫院的神經內科接受檢查，排除是腦部病變或
柏金遜症（震顫性麻痹症），經藥物和物理治療，症狀未見好
轉。到骨外科檢查，MRI 片顯示，頸椎第 4、5 節椎間盤突
出，醫生建議手術治療。王先生經朋友介紹，找治脊專家檢
查。

醫生診斷

　　檢查後發現患者的頸椎第 3、4 節、第 4、5 節椎間，出現
前後滑脫式錯位，又頸椎第 7 節至胸椎第 2 節椎發生旋轉式錯
位。結合 MRI 片，確診為第 4、5 節椎間盤突出症。椎間盤突
出傷及脊髓，又併發多關節錯位，使椎管狹窄，引發雙手震
顫。證實發病與腦部病變無關。

　　鑑於患者如此年輕就得此病，估計多由外傷引起。患者表
示在 17 歲那年，一次練拳時，因同伴動作不規範，將他倒頭摔
下，頸肩先着地，當時只覺局部疼痛，以為沒太大問題，兩三
日就好了，故沒有重視。三年後，逐漸出現右手震顫，後來左
手亦發顫了。到今年先後三次發作，嚴重時伴發頭昏、胸悶和
心悸，才留院檢查。

治療方案

　　先用床邊懸吊"俯臥旋轉分壓法"為主的正骨推拿手法，糾
正頸椎第 7 節至胸椎第 2 節的旋轉式錯位。再用"牽引下正骨

法"復正頸椎第 3 、4 節及第 4 、5 節的滑脱式錯位。五次治療後，雙手震顫明顯減輕。因學習忙碌，未能長期留院治療。醫生教他平日在床上作俯臥頭頸懸吊牽引法，以鞏固療效。待學期結束，在放假期間繼續治脊療法。

三個月後，患者再入院治療，頭昏、胸悶、心悸等重症現象已不再發作，雙手震顫亦較前輕了。為徹底治好患者外傷的後遺症，尤其是頸椎周圍的軟組織的畸形瘉合（因受傷後長歪了，未回復正常），醫生制訂的治療方案如下：1.繼續原正骨推拿手法治療，使挫傷部位的椎間關節復位完美；2.用微波電療頸胸椎旁壓痛區以改善深部血循環；3.用電腦中頻電療治療中段頸椎旁，以加速受損頸部軟組織的康復；4.在失穩椎間用水針治療。經二十次的系統性治療後，療效顯著，只一個月便治好困擾患者三年多的頑疾，更不用動手術。

病因分析

運動創傷與頸椎病

"脊髓型頸椎病"多由頸椎間盤突出症併發關節錯位所致。愛好劇烈運動者常因體育創傷而患此症。

上世紀六十年代以前，西醫認為頸椎極少發生椎間盤突出症的。自從 CT 、 MRI 應用於臨床後，證明頸椎發生椎間盤突出症的機會，並不少於腰椎。頸椎除第 1 、2 節之間沒有椎間盤外，樞椎（第 2 節）以下各椎間均有一個椎間盤（詳見第三章第 1 節）。當外傷令椎間盤的纖維環受損，其髓核向後突出於纖維環外，一方面因創傷發生局部出血腫痛，損及後縱韌帶，引發椎體後緣骨質增生或後縱韌帶鈣化；另一方面，因椎間盤突出而直接或間接壓迫神經根，而引起"神經根型頸椎病"，髓核嚴重突出的話，將發展成"脊髓型頸椎病"。臨床上，椎間盤輕微突出或老年性椎間盤膨出較多見，只要未損害到神經脊髓和血管，就不會引起頸椎病。

頸段脊髓內的結構很精細和複雜，大凡因頭頸創傷引起的頸椎病，常會傷害到頸段脊髓，若傷及脊髓的運動神經區，患者便會出現肢體無力、下肢軟弱或踩棉花感；若傷及脊髓前側的"錐體束"時會出現類似"柏金遜症"的雙手震顫症狀，到神經內科檢查，可作出鑒別診斷。具有此類表現者，雖無疼痛，卻屬重症頸椎病。必須盡快接受檢查，才能確診。

椎間盤突出症導致脊髓受壓：這是 MRI 片，可清楚顯示椎間盤突出症導致脊髓受壓。此患者在頸椎第4～7節的三節椎間均有椎間盤突出，且同一水平面的黃韌帶肥厚，頸段脊髓已經被明顯壓迫。

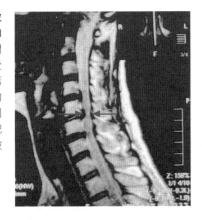

自我檢查

青壯年人出現上肢顫抖、下肢正常者，先請神經內科檢查，若證實非患上腦部疾病，可按"脊髓型頸椎病"診治。

自行檢測頭頸活動度：如有伸屈、側屈、旋轉受限者，應請治脊專科醫生檢查或進行MRI檢查。

健康忠告

此型頸椎病患者有 80% 以上曾受外傷。椎間盤損傷併發椎關節錯位，常在青年和中年人發生。老年患者是在頸椎退變基礎上，由輕微外傷、過度勞累、落枕等誘因而發病的。青年人在中學時期愛好劇烈運動，運動性創傷較易造成輕度椎間盤突出，在可代償期間，除偶有頸部易疲倦，或活動時自己聽到頸部有響聲外，一般無頸椎病其他症狀。遇到揮鞭性傷，即引發頸椎病。

從某種意義上講，愛好運動的人士，預防運動創傷，也就是預防了頸椎病。除職業運動員外，一般人的日常保健鍛鍊，應選擇不易損傷脊柱的運動方法為宜，運動前注意做熱身活動，並在劇烈運動後洗熱水浴，有助恢復疲勞。

簡易自療法

　　輕者或初發者，可自行做頭頸牽引治療：
用10～18公斤重力，每次做5～15分鐘，有效
者可堅持 10 ～ 30 次為一療程（詳見第三章第 5
節）。

▶ **第10節**

外傷而起的頸椎病可致癱瘓

已證實頭頸外傷是不少頸椎病的起因，若疏忽治理，可併發的多種症狀，發展為癱瘓，甚至有生命之虞。

個案實錄

個案 1

石先生，37歲，文員。五年前，他開始常常頭暈、頭痛、頸背痛，雙上肢麻木感，時好時發，服藥後能好些，故未予以重視。近兩年症狀加重。

石先生業餘愛踢足球，五年前踢足球時撞傷頭，但未予以重視。近兩年，他覺得雙腳無力似踩棉花，有時全身肌肉抽緊和咽喉梗塞，有時肩背肌肉不自主地跳動，伴有失眠、視力模糊、耳鳴、噁心，心悸及胸悶等症狀，雙肩聳起，頸部僵硬，活動顯著受限。他到神經科及心血管科檢查，證實沒有心臟或腦部器官病變；經骨科檢查，確定他患上頸椎病，雙手出現"**霍夫曼症**"的病理反應，證明脊髓已受損，是脊髓型為主的"混合型頸椎病"。

醫生診斷

醫生先為患者觸診發現：頸椎旁肌肉廣泛壓痛，第 1、2 節向左後偏歪，第 5 節偏右後，第 4 節凹陷等。X 光片的結果顯示：頸軸呈 "S" 形，第 1 節仰旋，第 2、3 節向後歪（即反張），第 4、5 節向前成角，第 4 節向前滑脫移位 2 毫米，椎體後緣輕度骨質增生。MRI 片顯示：第 4、5 節椎間盤突出，已壓着脊髓。

而聳肩的徵狀，就是頸椎錯位導致副神經受損（位於第3、4 節的頸神經參與副神經），使斜方肌痙攣所造成。

治脊方案

以正骨推拿法為患者糾正第 1、2 節頸椎錯位後，以 "牽引下正骨法" 為主治法，針對因肌肉痙攣導致的聳肩，重點復位第 4 節頸椎的滑脫式錯位，配合水針注射治療。

接受四次治療後，頸肩痛消除，踩棉花感明顯改善；十次治療，全身症狀消失，步態恢復正常。觸診及 X 光片覆查，滑椎及多關節錯位已復正，除了肌肉仍有因脊髓受損的病理反射外，其他症狀已康復。鞏固治療十五次，患者痊癒，如願免除手術。

小資料

霍夫曼症：脊髓肌肉萎縮症的一種類型，肢體、頭頸或呼吸肌肉無力及萎縮。對本症進行檢查時，醫生一手托着患者受檢側腕關節輕度背伸，以另一手的食、中指夾着患者的中指，並用拇指輕彈中指指甲，如受檢側的五個手指有屈曲對捏動作為陽性。

　　半年後複診，病理反射徵已消失，影像檢查發現：雖然椎間盤突出影像徵仍在，但椎管狹窄已改善。配合生活上注意預防，隨訪二年無復發。

特別提示

1. 治療期間暫停足球運動，以游泳和慢跑為健體運動，增強頸肌肌力。
2. 防止頸部受寒和再度外傷等。
3. 練頸保健功和太極拳。

 個案 2　　劉先生 ，53歲。他患脊髓型頸椎病已二十年，下肢癱瘓，已坐輪椅十五年，喪失自理能力五年。

　　劉先生曾多次從馬上摔下，一次更負傷跌落山坑，但當時並未發生癱瘓，只是有時頸痛不適，休息能漸好轉。癱瘓前五年，經常落枕致頸痛加重，發作時頸背痛及雙上肢麻痛，漸感雙手麻木乏力。後來，他在一次車禍中扭傷頸部後，病情迅速加重，多方治療無好轉，發展為不完全性癱瘓：先是雙腳乏力，逐漸出現雙臂肌肉緊張、麻痛，伸屈困難，五年後發展到十指不能伸開，喪失自理能力。

　　家人陪他到北京、天津、上海多家醫院診治，各科專家一致認為必須動手術，但他本人和家屬均不同意，後來由教授醫生轉介他到廣州找治脊專家求診。入院後經骨科、神經科、康復科專家會診，排除是腦部和脊髓疾病。

醫生診斷

經檢查後，發現患者頸椎第 3、4、5、6、7 節椎間盤突出，並有多關節多類型錯位。根據側位的 X 線片顯示，整段頸椎反張，不是自然的生理曲度，確診為外傷導致的"脊髓型頸椎病"。

治脊方案

採用分三階段的療程：

第一階段（十天）：以鬆解手法治療患者頸肩背部的僵硬腫脹的軟組織，配以微波電療和陳醋直流電離子導入治療，每日各一次。

第二階段（十天）：用牽引下正骨手法治療患者頸椎多關節多類型錯位，停用電療，改用紅光照射頸背部，配用水針治療，分注於僵硬頸椎後關節旁和棘間韌帶處，二十次為一期療程，共三期。第一期結束時，雙上肢麻痛消除，頭頸部能左右轉動約30°。第二期仍以牽引下正骨法為主治法，輔治法仍用紅光，改水針為針灸治療，期間四肢功能恢復較快，他已開始能扶持站立和做踏單車練習。第三期與第二期方案相同，只是停用針灸，改用治療頸椎失穩的療法：包括水針，並開始練頸保健功。

第三階段：患者可停止治脊療法，只作康復功能訓練及四肢推拿，配以頸腰部超短波電療。

患者住院四個月，出院時情況已大大改善，免除了手術治療，並已能在家人扶持下邁步，上肢恢復自理能力，能洗面漱口、端碗吃飯、扣鈕扣等，頭頸活動幅度明顯進步，下肢肌力恢復七八成。

特別提示

　　配合治脊療程，患者亦需堅持自我治療，在專家指導下：

第一階段：仰臥在保健枕上，緩慢地做搖頭、轉頸
　　　　　練習。

第二階段：開始做醫療體育康復活動（詳見附錄2）。

第三階段：開始練頸保健功。

病因分析

 癱瘓症與脊髓型頸椎病

　　脊髓型頸椎病的臨床表現很複雜，常兼有脊神經方面（感覺或運動）異常、交感神經和血管方面的異常，早期較易誤診。頸椎病損及脊髓時，早期多有下肢無力、踩棉花感，或上肢顫抖、肌肉跳動；晚期可致癱瘓，是頸椎病中致殘率最高的一型。

　　腦部的中樞神經是經由脊髓向全身各處傳導的。其中雙下肢的傳導束處於脊髓的前側，當椎間盤突出（骨質增生、後縱韌帶鈣化）嚴重時，首先壓傷此部而出現前述之下肢神經受損症狀。

　　脊髓型是一種重症頸椎病。目前西醫骨科主張用手術治療，但能否既免除手術，又能避免發生高位截癱，甚至危及生命，接診醫生是要全面權衡利弊，縝密分析後才可決定。

　　臨床上的脊髓型頸椎病，多由頸椎椎間盤突出（老年病人多由椎間盤膨出）、後縱韌帶骨化、黃韌帶縐折肥厚或椎管內骨刺等引發的，還需排除腫瘤、結核、頸椎骨折、脫位。經研究發現，除上述病理變化會使椎管變窄，而直接或間接壓迫損傷脊髓外，椎間關節錯位也是加重椎管狹窄的重要發病因素（這是目前被忽視的病理變化），尤其是"滑脫式錯位"、"傾仰式錯位"或"混合式錯位"，對椎管變形變窄的影響最大。如錯位在椎間盤突出的同一椎間，就更易發病。針對此病因，如能糾正椎間關節錯位，使椎管內徑、神經根管內徑恢復到可代償範圍，是爭取本型患者免除手術的關鍵。

　　目前診斷技術發展快，CT、MRI檢查普及，故不少頸椎病者雖有頸椎椎間盤突出、膨出，但從症狀、體徵判斷，尚無脊髓受損，說明椎間盤突出的程度仍在可代償範圍，其頸椎病症狀源自關節錯位。按病因分型進行治脊療法，糾正關節錯位，即可達到治療目的，不必做手術。

重症的脊髓型頸椎病，既會發展為高位癱瘓，亦有一定的生命危險，故應及早就醫。如患者證實在脊髓受損段的頸椎，併發滑椎或多關節多類型關節錯位，則治脊療法適用。如進行一個治脊療程仍無效，應及早採用手術治療為宜。

自我判斷

參閱本章第 9 節。

健康忠告

脊髓型頸椎病多由頸部外傷而起，加強生活和工作中對頸椎的保護（參閱本章第 1 ～ 3 節），即可達到預防的目的。本型患者尤需注重頸保健，要終生使用保健枕，必須注意睡姿正確：仰臥時保持頸椎的生理曲度，側臥時頸不會側屈或扭轉，保持頸椎正直。

頭頸部曾受撞擊者，應預防發生脊髓型頸椎病，受傷後，除治療體表創傷和腦震盪外，應及時拍攝頸椎 X 光片和頸椎的 MRI 檢查，如有頸椎病症狀，必要時每隔 3 ～ 6 個月定期覆查，及早發現、及時治好椎間關節錯位，對預防本型頸椎病有積極作用。

本型發病必須請專科醫師診治，且越早越好。基本痊癒後，患者亦應自我治療預防復發。

簡易自療法

1. 家中安裝一具牽引器,按病情作不定期的自我牽引(詳見第三章第5節)。

   注意:有上段頸椎錯位者(即有頭昏、頭痛、失眠症狀者),牽引前先練頸保健功,尤其是"仰頭搖正法"(詳見附錄1),以糾正上段頸椎的錯位,可避免牽引時出現頭昏噁心等不良反應。

2. 頸部熱療:家庭常用如熱水袋、紅光燈、遠紅外線燈等,均有助改善頸部的血液循環,延緩頸椎的退化。最好能每季進行10〜20次的微波電療(物理治療科多有此設備),改善頸椎深部的微循環。

第二章

頸椎病因相關的病症

本章以真實案例，介紹常見的十多種慢性疑難病，講解與頸椎病因相關的各專科病症。脊椎病因學說，是新近二十年的科研成果，故目前尚未獲得各專科醫生共識。這十多種病症的病因均較複雜，或至今病因未明。這類"病因未明"的病症，服藥治療有一定效果，但停藥又復發，有些需終生服藥。研究證明，這些病症與頸椎病因相關，當患者按頸椎病因檢查和治療，可收良好效果。

所謂脊椎病因相關性病症，例如原發性高血壓，目前認為由幾種病因引起，頸椎病因只是一種新發現的病因，而不是否定目前醫學已共識的心血管病變，或腦、腎、內分泌方面的病因。換句話說，高血壓病並非100%由頸椎病引起，只是有　部分是由頸椎病因引起或加重的。因此，為免誤診誤治，讀者應先請各專科醫生檢查確診，在各專科診治一個階段（一期療程以上的藥物治療），如效果佳，多由其他病因引起，可繼續用藥物治療。如果療效差，可能是由脊椎病因引起，宜用脊椎病因診斷、治療，可請治脊專科醫生診治。

*註：本書第三章詳述的自我診斷、自我治療和預防方法，一般適用於各症狀，詳情請參閱該章相關部分。本章各節的"自我判斷"、"簡易自療法"、"預防貼士"，只出現於與該症狀特別相關者。其他頸保健措施，讀者亦宜全面貫徹執行，敬請注意。

▶ # 第1節

學生近視初發

　　近視是常見的眼部症狀，一般人只會找視光師（國內稱"驗光師"）驗眼，配戴適合近視度數眼鏡矯正視力。其實，近視的成因複雜，可分為"軸性近視"（屬器官的病變）和"屈光性近視"（屬功能性），後者就可能與頸椎關節錯位有關。

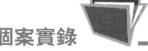

個案實錄

個案 1　　小玲，高中學生。自升上高中後，她的近視加深得很快。

　　初中時，小玲的視力仍正常，自升上高一，左眼視力度數下降至 0.4，右眼 0.6（正常度數為 1.5）。三個月後復查，左眼視力只有 0.2，右眼為 0.4，還時有頭痛和頭脹。眼科醫生建議小玲配戴近視眼鏡，她母親聽說治脊療法能治療視力下降，就帶她找治脊專家診治。

醫生診斷

　　經觸診檢查，發現患者的頸椎第 1 ～ 3 節橫突呈左後旋位，第6、7節及胸椎第1節呈右後旋位，按壓椎旁肌肉時，感到疼痛。從頸椎的側面拍攝 X 光片，顯示頸軸的自然生理曲度已變直，上述椎間多處嚴重錯位（呈雙突徵）。上、下兩段頸椎呈 "S" 形側彎並旋轉錯位，確定是頸椎關節的混合式錯位。

　　經了解，患者初中畢業後，開始練習小提琴。由於她體形瘦長，頭頸向左側屈旋轉挾琴，屈頸過度，演奏時左肩前旋而右肩旋後，肌肉動作又極度緊張，是造成患者頸椎關節錯位的重要原因。

治脊方案

　　初期以正骨推拿手法糾正其錯位的椎關節，配合熱療，以紅光照射後頸，隔日一次。治療四次，患者的視力開始改善，頭部沉重、脹痛等症狀消失。治療十次後，視力恢復到左眼0.6，右眼0.9。完成一期療程（二十次治療）後，患者視力恢復正常。治療期間，患者遵照醫生吩咐積極練保健功，停治後仍然堅持，隨訪八年無復發。

特別提示

1. 練琴時加厚琴墊，減輕頸椎側屈扭轉程度。

2. 練琴後作向右屈頸和搖頭動作，以平衡運動來減輕練琴姿勢的勞損發生。

 個案 2　　小傑，12歲，經常性視力模糊半年，發作時伴有頭昏、頭痛，加重時有噁心嘔吐。

　　小傑的學習成績越來越差。上課時，他常伏在課桌上，不願睜眼。經眼科檢查，右眼視力為0.5，左眼0.8，雙眼未發現其他異常。神經科檢查後，確診為基底動脈供血不足。後來再接受脊椎檢查。

醫生診斷

觸診檢查發現患者的頸椎第 1～4 節呈左側彎，第 2、3 節向後反張隆突，按壓時有明顯疼痛，懷疑與頸椎病有關。醫生問患者頭頸有否曾受外傷，患者母親才回憶起兩年前患者曾從樓梯滾下，左肩部軟組織挫傷。外傷治癒後，患者偶會下意識地晃動頭頸，但無明顯不適症狀。只是上課時，他常感頭昏不適。

從多角度拍攝頸椎的 X 光片，發現患者的頸軸反張（以第 2、3 節最嚴重），第 4、5 節椎間輕微向前滑脫錯位；張口拍攝的 X 光片顯示，頸椎第 1 節左側擺移，第 2 節旋轉錯位，導致椎基底動脈供血不足，使大腦枕葉缺血，故有頭昏頭痛、噁心嘔吐，確診為中樞性視力模糊。

此外，患者睡覺時不用枕頭，又喜歡抱頭扭頸右側臥，這些不正確的睡姿更使頸椎錯位加重。

治脊方案

以正骨推拿療法，採用適合幼弱患者的緩慢復位法，糾正多關節混合式錯位，再配合熱療，以紅光照射後頸，改善血液循環。治療三次後，患者的頭昏、頭痛、噁心等症狀消失。患者開始每早自行在床上做頸部保健功和眼球保健操（詳見本節 "健康忠告"）。到治療十次後復查，X 光片顯示各椎錯位處已復正。到眼科復查視力，左眼 1.2，右眼 1.0。上初中後，又接受治脊療法十次，視力度數繼續提高至左眼 1.5，右眼 1.2，已不用配戴眼鏡。

病因分析

功能性近視與頸椎病的關係

近視的成因比較複雜，可分為"軸性近視"（屬器質性病變）和"屈光性近視"（屬功能性）。軸性近視多因眼球變形（拉長），使眼軸增長，影像因此無法落在視網膜所致，此類患者最普遍；若眼軸正常但眼的屈光力增強，成因包括角膜或晶狀體的曲率增大、睫狀肌痙攣等，則稱為屈光性近視。但大部分個案均兼具器質性和功能性的成因。

近視也可能由頸椎錯位引致，屬於功能性近視。這是由於頸椎旁有交感神經節，當椎關節錯位傷及交感神經時，會直接影響眼的調節功能；此外，腦部的視神經中樞是由椎動脈供血的，椎關節錯位會導致椎動脈扭曲，導致腦部缺血缺氧，引起頭昏、頭痛，還會損害視神經中樞的功能。

若因頸椎錯位引起視力下降，糾正頸椎錯位後，有治癒的希望。當然，如純屬眼部器質性病變所致的軸性近視，只有配戴眼鏡矯正。治脊療法雖可有些幫助而不能根治。

自我判斷

若發現視力下降，並伴有視力模糊、頭昏、頭痛等症狀，可能是因椎關錯位導致的椎動脈供血不足所致，可進行自我檢查（詳見第一章第 4 節"自我判斷"，或第三章第 3 節）。

健康忠告

目前中小學生預防近視，主要是練習眼球保健操和注重光線適度等方式，對頸椎保健尚未引起足夠重視。

中小學生初患近視時，應請眼科醫生檢查，如果查明不是軸性近視，而是功能性的話，最好到治脊專科檢查一下是否有頸椎病。

對於青少年的近視眼，預防重於治療。保持正確的讀寫姿勢，桌椅高度適宜，不俯臥(看書、看電視、寫日記)等都很重要。此外，功課壓力越大，越應注意期間做短暫的運動，如坐式頸肩操如伸懶腰式動作(詳見第三章第5節方法4"坐式肩頸操之伸腰挺胸")，只需要3～5分鐘，又如一些簡便易行的運動如打乒乓球、跳繩、做體操、跑步等，即有很好的保健作用。

預防貼士

眼球保健操：堅持每天早晚練，對工作、學習用眼多勞神的人士有很好的保健作用。此法便於隨時練習。

初學者可用手指在眼前移動，引導雙眼動作，熟練後可停用手指導引。做法：

1. 端坐或仰臥，眼球按以下程序轉動：上、下；左、右；左上、右下；右上、左下；順時針轉；逆時針轉；最遠、最近(鼻尖)；緊閉(可有暖感)、怒睜。每個動作重複十次。

2. 操畢，閉眼合掌擦熱雙手，分手掌撫摸雙眼(熱敷感)，維持 1 ～ 3 分鐘。

▶ 第 2 節

眼部病症

視力模糊、視力下降、眼花、眼乾、眼痛、視物有重影、畏光流淚、眼瞼跳動、眼瞼下垂等等，除了由眼部病變所引起外，也有部分是由頸椎病導致的。

個案實錄

個案 1　傅先生，47 歲，公司副總經理。近兩年來，他每當工作繁忙，或看資料、寫字或打電腦的時間長了，即出現視力模糊。

傅先生以為是有老花眼，但配戴了眼鏡仍無改善。家人認為他工作過勞，勸他休息，又調製藥膳給他進補，病情反而加重。近來，他看資料不到一小時，開始視力模糊，有如霧中看花，頭頸沉重不適，心情煩躁。經朋友介紹，找治脊專家檢查。

醫生診斷

為患者觸診，發現部分頸肌軟弱鬆弛，而下段頸肌緊張，進行頭頸牽引試驗，呈陽性反應。X光片顯示，頸椎第5～7節的椎間盤輕微變窄，並有輕度骨質增生（是頸椎老化的早期現象），餘均正常。再為患者以頸椎的過屈位（低頭）拍攝 X 光片，可見第2～5節椎間向前滑移超常。因此證實，患者的頸椎輕度骨質增生不是發病主因，而是頸椎失穩損害了頸交感神經，才會引發視力疲勞，故診斷為中上段頸椎的多關節功能紊亂。

治脊方案

以牽引療法治療，用 18 公斤的重力牽引 10 分鐘，即覺雙眼舒適，視力模糊消除，配以低周波電療頸肌的鬆弛部位。此後繼續施以頭頸牽引及頸肌電療，每周兩次。四次治療後，視力模糊未再發作，鞏固治療十次結束，隨訪一年未再復發。

特別提示

1. 患者應練習頸保健功，以增強頸肌肌力，加速恢復頸椎的穩定性，提高頸肌的抗疲勞能力。

2. 工作感疲倦時，做"伸懶腰"式的保健動作。做法：雙手背伸互握，慢而用力作挺胸、昂頭、左右轉頸動作 1 ～ 2 下。

 個案 2　龔女士，35 歲，婦產科醫生。無特殊原因下，右眼瞼會不自主抽搐。

以往發生類似情況，都是短暫的，眼瞼抽搐很快自行停止。今次發作已連續五天，仍然不止，弄得龔女士心情煩躁。她懷疑此症和頸椎病有關，於是向治脊專家求助。

醫生診斷

　　檢查患者頸椎後，是第 1、 2 節錯位，刺激到右側頸上交感神經節而發病。患者是醫生，估計是工作時需要長期扭頸替病人檢查，令頸部側屈扭轉過度所致。

治脊方案

　　找出病因後，立即以正骨推拿復位患者的錯位頸椎關節，一次治療即癒。此後患者工作雖仍繁忙緊張，但未再發作。

特別提示

1. 糾正工作中的不良頸姿最為重要。

2. 教患者進行自我復位法（即保健功中的仰頭搖正法、側頭扳正法，作為不良工作姿勢的平衡運動）。

個案 3　　田女士，46 歲，文員。今年頸肩部經常不適，漸次加重，還出現左上肢放射痛，右眼瞼下垂，並頻頻眨眼。

　　田女士工作了二十多年，每天需長時間使用電腦和伏案工作。近八年經常感到頸部不適，左頸肩部肌肉酸痛，貼風濕止痛膏有改善，今年發作頻繁，漸次加重，還出現左上肢放射痛，右眼瞼下垂，並頻頻眨眼。入院接受檢查。最近一次發作時，左手握力減弱，持物跌落，並出現右眼瞼下垂，且不停眨雙眼。

在醫院拍攝頸椎X光片，報告指她頸椎生理曲度變直，部分椎體後緣骨質增生，左上肢肌電圖檢查未見異常。經眼科檢查，證實雙眼視力正常，眼底無異常。經神經內科檢查，也未發現神經系統病變。醫生以甘露醇、地塞米松等脫水、抗炎治療，左頸肩部疼痛可一時緩解，但右眼瞼下垂無改善，且漸加重。經朋友介紹，找治脊專家進一步檢查和治療。

醫生診斷

經觸診檢查，發現患者的頸椎第1節橫突右側前旋，左側後旋，第4、5節反張，按壓後關節突，有明顯疼痛；第4節向右側擺。

治脊方案

以正骨手法為患者復位治療。一次治療後，患者右眼瞼下垂減輕，眨眼頻率明顯減少。治療一周後，左側頸肩部疼痛緩解，左上肢放射痛消失，二十天後患者痊癒出院。

個案 4　　小芳，15歲。她雙側眼瞼下垂，已嚴重到需用手提起雙眼的上眼瞼，才能看路走。

經內科和眼科治療三個多月，小芳仍未好轉。眼科主診醫生趁治脊專家到該醫院骨科會診時，便把她帶去檢查。

醫生診斷

先詢問患者病歷，知道其頭部在四年前曾受外傷。經觸診檢查，發現患者的頸椎第1節旋轉錯位，第2、3節後突反張；觀察頸椎X光片，並無骨折情況，判斷是由頭部外傷引起的頸椎關節錯位，反張錯位的兩側橫突，傷及左右兩側的頸上交感神經節，導致雙側上眼瞼無力而下垂。

　　患者表示頭部受傷後，頭頸疼痛劇烈，經多方治療，半年後才不痛。受傷至今四年多，患者仍不能仰睡在枕頭上，仰頭時就會引起頭頸部疼痛。她的頭部受傷後，由於骨科檢查未發現頸椎骨折，又未認識頸椎關節錯位，才使外傷形成後遺症。如果及早診斷，以治脊正骨推拿糾正關節錯位，患處早已康復，而不會發生眼瞼下垂。

治脊方案

　　為患者推正反張頸椎，再用正骨推拿法的"仰頭搖正法"糾正頸椎第 1 節旋轉錯位，患者雙眼即時睜開，不再需要用手提起眼皮，令在場醫護人員和患者家人都很驚奇。專家指導主診的骨科醫生繼續為患者徹底治療，直至完全康復痊癒。

病因分析

眼部病症與頸椎病的關係

　　頸椎病與眼部病症相關，是頸椎病的病理變化，損害了頸部交感神經和椎動脈，導致腦內視神經中樞缺血和眼功能失調，從而發生多種功能失調的眼部病症。

　　病發機理是當頸椎發生錯位，因炎症刺激或壓迫了神經節，使其神經纖維敏感，令眼神經中的血管收縮，引起視力下降，瞳孔反應不靈敏，令視力模糊、視物出現重影；此外，頸椎的錯位，使血液循環受阻，還會產生眼脹、近視、青光眼或視網膜病症等。

頸椎病引發的眼部病症，除本章第1、2節所述四種——即近視、視力模糊、眼瞼抽搐或跳動、眼瞼下垂較常見外，還有很多，如：眼乾澀不適、眨眼頻繁、眼脹眼痛、怕光流淚、突發複視（看東西有重影）、單側瞳孔散大，重症者還會突發失明。以上提及的症狀，僅供讀者參考。脊椎相關性疾病研究所曾重點研究頸椎病對眼部病症的相關性課題，並在1984年發表論文《中西醫結合治療頸椎病所致眼部病症137例報告》，引起了國內外眼科和康復科的醫生的重視。眼科專家認同這種診治技術，解決了眼科臨床診治疑難病中的一個難題，認為值得大力推廣應用。

惟脊椎病因目前尚未得醫學界共識。骨科目前對頸椎病的診斷標準，仍是以老年性退行性變為主。對多發於青壯年的頸椎關節錯位，尚沒有公認的診斷標準（參閱第一章第2節"病因分析"），因此不少頸椎病個案遭延誤診治，才導致各種併發症或後遺症。如個案4的小芳就是因受傷後未能"對症下藥"，糾正錯位頸椎，才發展為嚴重的眼瞼下垂。

自我判斷

凡經眼科檢查，未發現有明顯器質性病理變化的，則屬神經性或功能性眼病，可能與頸椎病相關。患者可請治脊專科醫生檢查，亦可

按自我檢查方法判斷 (第三章第 3 節)，並試行
自我治療，以十天為期，有效可堅持，無效則
應及早就醫。

健康忠告

青壯年的視力疲勞，經眼科檢查未發現眼
睛病變者，應請頸椎病專科治醫生生檢查頸
椎，拍攝頸椎的 X 光片，並從過伸 (仰頭)、過
屈位 (低頭) 的 X 光片發現不穩部位，或從張口
位片發現第 1、2 節有錯位，例如個案 2 的龔女
士，眼皮持續跳動就與第 1、2 節的椎體錯位相
關。

文職人士易患視力疲勞或視力模糊。這是
頸椎病的發病前期，屬頸椎關節功能紊亂階
段，椎間韌帶鬆弛是這類眼部病症發病的內
因。及時糾正就不會發病。因頸椎錯位引致的
眼部病症，也只有糾正頸椎錯位，才會事半功
倍。預防頸椎關節錯位或外傷繼續發展成頸椎
病，首要糾正不良頸姿，並同時加強體格鍛
鍊。尤其睡姿不良者，必須改用保健枕，並注
意糾正；學習和工作時保持良好頸姿，桌椅高
度及擺放電腦位置最好因應個人身材調整 (詳見
第一章第 2 節)，若客觀環境無法改變，應定時
作適當的頸部醫療體操 (詳見附錄 2)。

簡易自療法

當視力疲勞時，可進行以下自我治療：

1. 自行拿捏後頸，左右手輪換進行各 3 ～ 5 分鐘。

2. 做一次頸保健功的"仰頭搖正法"及"仰臥挺胸法"，主要是增強頸部肌肉的耐勞力，加速恢復頸椎的穩定性，提高頸肌的抗疲勞能力（詳見附錄 1）。

3. 點穴法：點壓風池穴、合谷穴及肩井穴。

4. 如以上療效不佳，請家人進行1～2分鐘的頭頸牽引，採用仰臥位置較佳，多能暫時緩解症狀（詳見第三章第5節）。

預防貼士

練頸保健功（詳見附錄1）及眼球保健操（詳見第二章第1節），每早起床前做一次。

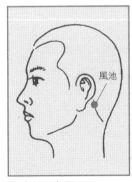

風池穴示意圖

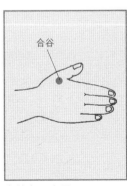

合谷穴示意圖

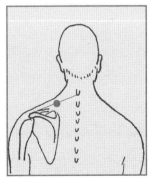

肩井穴示意圖：肩井穴在第七頸椎棘突與肩峰連線的中點，用手按壓會疼痛。

▶ 第3節

青壯年失眠

失眠是神經官能症的一種表現，多因由脊髓發出的交感神經受刺激所致，頸椎失穩是眾多致病原因之一。

個案實錄

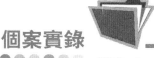

個案 1 于小姐，24 歲，文員。她近兩年經常失眠，工作時極易疲乏。

她感到身體漸虛弱，白天夜裏，學習時就很想睡，上床後又毫無睡意，輾轉反側，心煩不安。同事教她自我放鬆，又或者默念數字、背書等都無效，服安眠藥見效，但藥量一減又加重。

她從小喜歡在薄棉枕上俯臥，俯臥時習慣扭面向右。患失眠後，曾多次花了幾百元購買據稱可治失眠的藥枕、磁枕、玉石枕，均不見效，反引起頸背疼痛、頭昏頭痛，只好繼續用薄枕。職工醫院的神經科醫生，介紹她去找治脊專家檢查是否與頸椎病有關。

醫生診斷

觸診檢查後，發現患者頸軸側彎，頸椎第 2 節旋轉並側擺，按壓椎旁肌肉時微痛。從多個角度拍攝頸椎 X 光片，從正位片（正面拍攝）顯示：頸軸呈"S"形側彎，上、下段頸椎已扭曲；張口位片（張口拍攝）顯示：第2節棘突向左旋轉，致環齒間距左寬右窄；側位片（側面拍攝）顯示：頸軸的自然生理曲度變直，第2、3節反張，確定是頸椎多關節錯位。至於失眠原因，是位於頸椎第1～3節的橫突前方的頸上交感神經節，受到頸椎第2節錯位（扭轉過度致橫突前移）的刺激而興奮，使患者入睡困難。

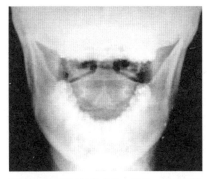

正常的環椎和樞椎（張口片）：環、樞椎（頸椎第1、2節）位於口腔中央，正常時，環椎雙側的側塊是等大對稱的，齒狀突和兩側的側塊距離等寬。環樞關節的傾斜度對稱，間距等寬、對稱。這是患者張口從正面拍攝的Ｘ光片，可較清楚顯示環、樞椎的情況。

患者的頸椎扭轉錯位，是由睡姿不良引起。但患者從小就這樣睡，為何到現在才發病呢？為何之前一直沒有頸痛呢？

第一個問題，是由於兒童時期，頸椎正在發育，其連接結構韌性好，

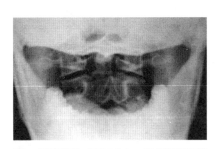

環、樞椎錯位（張口片）：環齒間距不等寬，樞椎棘突偏向一側。

所以未出現不適。到20歲成年後，椎間盤發育完成，進入退變期，就容易因外傷或勞損而受損。患者工作繁重，要經常屈頸，如果睡姿正確，日間的勞累應可充分恢復，可惜她睡覺時扭頸向右，加重了頸椎的勞損，幾年下來就累病了。

另一個問題，患者從小養成俯臥並扭頸的壞習慣，頸軸已適應這種姿勢，發育成側彎，稱"發育性的脊柱側彎"，所以頸不會痛，而患者的頸椎病也正因此才會漏診。如果是由落枕、外傷引致頸椎局部的水腫炎症，一般都會引發頸痛和壓痛現象。本症好轉容易鞏固難，患者必須堅持治療和艱苦鍛鍊。估計本個案患者的康復期需要兩年，期間要刻苦練功，才能徹底治癒。

治脊方案

按頸椎病的關節功能紊亂型來治療，以正骨推拿糾正錯位，治療分急性期和康復期進行。

急性期：每日治療一次，十次為一療程，計劃兩期療程可達治療目的，即停服安眠藥能自然入睡。患者接受治療和改善睡姿後，不再失眠，工作時精神好了，心情顯著好轉。

康復期：治療每周進行一次，保證已矯正的畸形頸軸維持在正常範圍。期間患者按醫生指示練矯形體操。隨着病情好轉，治療間隔期可漸次延長，維期兩年。

停止治療後，患者每半年復診一次。隨訪三年未復發。

 特別提示

1. 隨脊柱側彎的病情改善，練習醫生為她編的矯形體操。

2. 請家人監督她糾正俯臥習慣，並改用保健枕。

3. 以爬泳（自由泳）為健身鍛鍊。

病因分析

神經官能症與頸椎病的關係

　　引起失眠的原因有很多，頸椎病是其中一種病因，青年人患頸椎病，多由落枕或外傷而起。

　　失眠和多夢易醒等都是神經官能症的症狀，為甚麼與脊椎病有關？原因是由脊髓發出的交感神經，通過椎間孔時，受錯位的頸、胸、腰椎的骨性刺激而興奮，使人入睡困難，或睡而不寧。

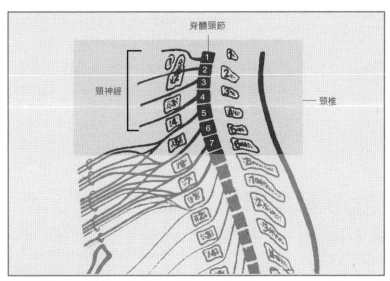

頸交感神經與頸椎的關係：頸上交感神經節，位於第1～3節頸椎橫突前方，容易受到上段頸椎失穩或錯位的刺激。

神經官能症的病因也有多種，如經各專科診治均無療效，並排除其他病因，再按頸椎病因診斷，確定神經官能症是由頸椎病因引起的，治脊療法才能發揮效用。

自我判斷

若是長期失眠，工作時感倦怠乏力，躺床後又感煩躁不寧，若經多方治療均有短期改善，但未能阻止病情的逐漸加重，又發現自己平日的生活姿勢有問題（詳見第一章第 1 ～ 3 節），可嘗試自我治療（詳見第三章第 5 節）。

患者應先作內科體檢後，排除了由內臟器官疾病所致，可請醫生檢查及診治。

這種發育性的脊柱側彎，使椎體之間連接的軟組織（俗稱"筋"，包括韌帶、筋膜、肌肉、關節囊和椎間盤）已隨"S"形的頸軸發育，故治療較困難，要康復到接近正常，是需要較長時間。

健康忠告

患者在醫生矯正的同時，必須堅持做矯形運動，讓發育不良的軟組織逐漸延伸鬆解，發育過度的軟組織通過練功提高張力，使兩側肌力恢復平衡。

　　要矯正頸椎錯位和這種畸形發育的軟組織，發育中的少年較易，成年後的青年，可經過刻苦練功而矯正，中年以後就難以矯正了。預防勝於治療，頸椎保健應從小做起。

▶ # 第 4 節

原發性高血壓

原發性高血壓，又稱"高血壓病"，不同於由其他器官疾病引起的血壓增高(稱"繼發性高血壓")。原發性高血壓，病因尚未明確，一般認為，發病與大腦皮層高級神經中樞功能失調有關。專家在研究頸椎病過程中，發現原發性高血壓與頸椎病相關。

個案實錄

個案 1　張先生，58 歲，期刊副主編。他患上原發性**高血壓（二期）**九年，近兩年頭頸和上肢常疼痛不適，血壓難以控制平穩。

張先生以往服降血壓藥，控制高血壓的效果佳。近兩年，落枕、頭暈、左側頭部脹痛、右側頸肩背痛，偶然右臂酸脹不適，近半年失眠，心情抑鬱，血壓波動大，入住醫院心血管科，治療三月餘，血壓仍波動不穩（22.4 ～ 31.33 ／ 13.07 ～ 14.67KPa，即 168 ～ 235 ／ 98 ～ 110mmHg）。後來，張先生嘗試找治脊專家求診。

醫生診斷

經檢查後，發現患者的頸椎第 4 ～ 6 節椎間盤退變，併發混合式多關節多類型錯位。從斜位的 X 光片顯示，此段的椎間孔變形變窄。第1～3節椎間關節功能紊亂，有多關節多類型錯位。中老年人的落枕，也是血壓不穩的誘發原因。

治脊方案

原來的藥物治療不變下，醫生用正骨推拿手法，調整上段頸椎紊亂狀態後，再以牽引下正骨法，復正中段頸椎錯位。牽引改善了因退變而狹窄的椎間隙，即日換用保健枕，同時用中醫的針灸治療。

三次治療後，頭暈、頭痛明顯減輕；十次治療後，血壓穩定地降到正常範圍，藥物治療逐漸減量；治療三十次，停用降壓藥觀察半月，血壓保持在正常範圍（16 ～ 18 ／ 10 ～ 10.93 KPa ，即 120 ～ 135 ／ 75 ～ 82mmHg），症狀完全消除，精神

小資料

• 世界衛生組織（WHO）診斷高血壓的標準

	收縮壓(俗稱高壓)	舒張壓(俗稱低壓)
正常成年人	18.67KPa (140mmHg)	12kKPa (90mmHg)
高血壓成年患者	21.33KPa (160mmHg)	12.67KPa (95mmHg)

小資料

• 高血壓的分期

第一期：臨床檢查尚無心、腦、腎病者。

第二期：臨床檢查有左心室肥大，眼底動脈變窄，蛋白尿或血漿肌酐濃度輕度升高。

第三期：併發腦溢血或高血壓腦病、左心衰竭、腎功能衰竭等病症。

體力恢復正常。出院後，每周1～2次覆診治療，仍用牽引下正骨推拿法，配以水針治療頸椎失穩點，以鞏固療效。三個月後停止治脊療法，隨訪三年無復發。

 個案 2　梁女士，42 歲，會計師。經常發作性頭痛兩年，近月頭痛加重，伴頸部脹痛不適，到醫院檢查，確診為高血壓病（一期）。

梁女士以前頭痛，服止痛片有效，故未引起重視，近月症狀加重，服止痛藥效果差了。到醫院檢查，血壓是 24.27／14KPa（182／105mmHg），確診為高血壓病（一期）。服降壓藥後，她的血壓降至正常，但停藥即再升高，內科醫生告訴她必須長期服藥，使她壓力很大。聽朋友介紹，治脊療法對原發性高血壓效果很好，便找醫生診治。住院期間，經內科檢查，排除了她有心、腦、腎等器官病變，但血壓偏高且波動（21.07 ～ 24／12.27，即 158 ～ 180／92 ～ 105mmHg）。

醫生診斷

經檢查後，發現患者頸椎第 2、3 節反張錯位，第 4、5 節側擺錯位和第 5、6 節滑脫錯位，確診為多關節多類型錯位。

特別提示

專家囑患者必須使用保健枕，出差時也應帶上，加強頸椎保護。

治脊方案

採用正骨手法治療，對頸椎第 2 、 3 節的反張錯位，用拊角搬按法和側臥推正法糾正後，頭痛立即消除，自覺眼前一亮，雙眼視物清澈；再用牽引下正骨法，將第4～6節的側擺式錯位和滑脫式錯位復正後，頸部脹痛消除，配以鐳射照射頸部壓痛點。

患者接受三次治療後，症狀完全消除，血壓降至正常(15.73／9.6KPa，即118／72mmHg)，停服降壓藥。繼續治脊療法，加水針注射於頸椎第3～6節發病椎間的棘突旁，促進頸椎關節恢復穩定。進行治脊綜合療法十次，血壓穩定，頭痛、頸脹未再發作。此後患者更加強了頸椎保健。隨訪一年未再復發。

病因分析
●●●●●●●

原發性高血壓與頸椎病的關係

原發性高血壓，分為急進型和緩進型兩種，急進型多發生於青少年，屬惡性高血壓，易併發損害心、腎、腦等器官，應住院作系統診治。緩進型多屬家族遺傳，發病年齡多在 40 歲以上，患者體質多較健壯。

確診為原發性高血壓前，應排除是繼發性高血壓，即由其他疾病(常見如**腎性高血壓、嗜鉻細胞瘤**等)引起的血壓增高。一般認為，此症發病與大腦皮層高級神經中樞功能失調有關。目前對原發性高血壓的確切病因，仍不十分明瞭，專家在研究頸椎病過程中，發現應用治脊療法，對一些原發性高血壓患者有良好療效，部分可停服降壓藥，不少 70 歲以上的患者痊癒後，只要可預防頸椎病復發，血壓亦能保持平穩。專家就是根據這些臨床情況，發現了兩者的關係。

原發性高血壓與頸椎病相關的原理如下：

一是頸交感神經受刺激引致。頸交感神經節附着於頸椎橫突前側，當椎關節錯位時，刺激或壓迫交感神經，引致心臟、腦血管痙攣，若刺激持續存在，繼而影響腦血管舒縮中樞的功能，再發展為全身的小動脈痙攣，使血壓持續升高；當頸椎錯位持續刺激頸交感神經，可使頸上心支神經興奮，而出現心悸、心跳加快，也會導致血壓異常。

小資料

腎性高血壓：指因腎臟各種疾病、腎動脈或其分支狹窄而引致的血壓高於正常。

小資料

嗜鉻細胞瘤：屬內分泌疾病。嗜鉻細胞存在人體的腎上腺髓質、交感神經節等部位，會分泌激素。嗜鉻細胞瘤令激素的分泌過多，會引起持續性或陣發性的高血壓，並導致多個器官功能及代謝紊亂。

　另一種與頸動脈竇有關。頸動脈竇位於頸椎第 4～6 節的橫突前方（因個體差異，或高或低），具有調節血壓的功能。當中下段頸椎錯位時，錯位頸椎直接刺激頸動脈竇位，或引起橫突前方的肌肉及筋膜緊張，刺激了頸動脈竇，將使血壓產生波動，常見是血壓突然升高，有時又反降到低於正常。患者多伴發頭昏或眩暈，頸部僵痛，或肩背沉重不適，觸按頸椎第 4～6 節的橫突前側位置會有壓痛；若是頸椎及胸椎出現多關節錯位時，則伴發胸悶、氣短或心悸。

　治脊療法能治療頸椎病，故對頸椎病因引發的原發性高血壓，有較好的療效。必須説明：高血壓病的病因很多，治脊療法只適用於與頸椎病相關的血壓異常（包括高血壓、低血壓和血壓不穩）。由頸椎病引發的原發性高血壓，採用治脊療法有較好療效，對原發性高血壓第一期患者最為適用，第二期患者在應用藥物治療的同時，治脊療法能明顯提高療效。

自我判斷

　如有上述因頸交感神經或頸動脈受刺激而導致的徵狀，可進行自我判斷（詳見第三章第 3 節）。

健康忠告

　　原發性高血壓在發病初期，應按心血管專科醫生的方法治療，接受頸椎病專科檢查，若確診是頸椎病，可應用治脊療法，如療效佳，漸次減停藥物。

　　預防頸椎病的方法和自我治療，對本症亦有效。

簡易自療法

　　頸椎病發作時，在頸肩部位加局部熱療 15 ～ 30 分鐘。

　　如自我治療一周無效，應盡早就醫。

預防貼士

1. 堅持用保健枕，糾正不良睡姿，以防因落枕引起頸椎病復發，繼而再引發血壓波動。

2. 堅持每天起床前練頸保健功一次，每周1～2次做頭頸牽引（每次 5 ～ 10 分鐘）。

▶ 第 5 節

吞咽困難

　　吞咽困難，是指食物由口腔進入胃部的過程中，通過食道時出現障礙的症狀。患者常疑患食道癌而就醫。其實，少數頸椎病患者亦會發生吞咽困難。

個案實錄

個案 1　陳先生，26 歲，當廚師三年，患吞咽困難伴咽部、胸骨疼痛症狀近四年。

　　陳先生日漸消瘦，曾因胸骨劇痛而急診，排除是心絞痛。他又經常失眠、頭昏、偶有噁心，但只有返流食物而無嘔吐，易煩躁、多汗而怕風。近三年來，每餐要用開水送飯，很易飽脹而吃得少，明顯消瘦，體重由 58 公斤降至 45 公斤。胃鏡檢查，診斷他患上**食管、賁門失弛緩症**和**淺表性胃炎**，但藥物治療效果欠佳。

醫生診斷

　　經脊椎檢查，發現患者頸椎第 1 ～ 4 節左側彎並多關節多類型錯位，胸椎第 1 ～ 6 節右側彎並旋轉式錯位，X 光片無明顯的退行性改變（椎間盤正常、無骨質增生），椎關節錯位和脊柱側彎與觸診相符。問診後，患者原來曾受外傷，五年前在一次體育訓練中從高處跌下，頭皮受傷縫了五針，此外，他還有俯臥習慣。按環咽肌、食管肌失弛緩症的脊椎病因診治。

治脊方案

採用正骨推拿手法糾正頸、胸椎錯位，配以超短波電療（上下對置法，溫熱量，每次 20 分鐘）。

一次治療後，頭昏、吞咽痛、胸痛明顯改善；五次治療後，吞咽困難消失，睡眠改善；經二十次治療痊癒，隨訪三年無復發。

特別提示

1. 為預防復發，必須克服俯臥的不良睡姿，養成以仰臥為主，左右側臥均衡的正確睡姿，堅持用保健枕。

2. 堅持練保健功及單杠懸吊練習（詳見本節"健康忠告"）。

小資料

食管、賁門失弛緩症：正常情形下，食物進入食道到了賁門口以後，食道肌肉應鬆弛讓食物進入胃內。但此症患者的食管缺乏蠕動，食物便堆積在食道下面，引起食道擴張，患者出現各種不適或疼痛。

小資料

淺表性胃炎：胃黏膜有充血水腫，但尚無潰瘍、糜爛、出血、腫瘤等。患者常感到上腹飽脹不適、噯氣，部分患者有反酸，上消化道出血。

●●●●●● **個案 2**　　章先生，68 歲，間歇性吞咽困難，反覆發作。

　　章先生兩年來反覆出現咽部不適、阻塞感，吞咽困難，時有嗆咳，食物從鼻腔溢出，懷疑自己患食道癌或胃癌，先後三次住院，以往曾診斷為慢性咽喉炎、會厭功能失調，這次入住五官科，經食道鏡和胃鏡檢查，證實並非患癌。但接受食道檢查（食道吞鋇檢查），發現咽喉部位（即頸椎第 4、5 節附近）的食道明顯變窄，令食物通過時受阻。

醫生診斷

　　頸椎 X 光片顯示：頸軸變直，第 3、4 節椎體後緣聯線中斷後移 3 毫米、第 5、6 節椎間隙變窄，第 4 ～ 6 節椎體後緣骨質增生。經檢查發現患者第 2 節右旋，第 3、4 節左旋並反張，第 6 節後突，按壓第 2 ～ 4 節椎旁感到疼痛。最後確診為"環咽肌失弛緩症"，改用治脊療法。

治脊方案

　　採用正骨推拿法，以牽引下正骨法為主，配合熱療，以紅光照射前後頸，每日一次。四次治療後，上述症狀明顯改善；十次後，椎旁壓痛明顯減輕，自覺症狀基本消除；十五次治療，症狀完全消失；鞏固性治療至二十次，食道檢查結果顯示，食道已無障礙，痊癒出院。隨訪一年未復發。

病因分析

吞咽困難病因與頸椎病的關係

　　吞咽困難，是指食物由口腔至胃部過程中，發生通過困難的一組症狀。輕者無疼痛，較稀軟食物通過無礙，固體食物有時需要湯水送食。患者尚可保持飲食量正常，病情加重時，可因進食引發咽部或胸骨部疼痛發作。重症患者出現食物返流、梗阻，在梗阻位置以上的食道發生擴張及炎症，引起痛感或不適。患者因食量減少而營養不良、消瘦、全身乏力。

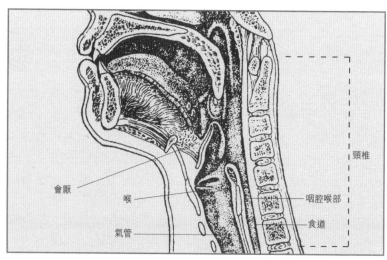

會厭

喉

氣管

頸椎

咽腔喉部

食道

食道及頸椎位置圖：食道可分為頸、胸、腹三段，上起環咽肌下緣，下止賁門（胃部入口處），成人食管總長約23～25厘米，入口相當於第6節平面，賁門相當於胸椎第10/11節平面。食管自上而下有四個比較狹窄的部位，最狹窄處是食管入口，它在環狀軟骨下緣，因環咽肌強有力的收縮將環狀軟骨拉向頸椎所致，這樣，吞嚥時就能避免因呼吸令空氣進入食道。

經食道鏡檢查或 X 光鋇餐檢查（鋇是一種造影劑，在 X 光照射下顯示消化道有無病變的檢查方法），較易確診。

中老年人頸椎、胸椎的退行變性，青少年人的脊椎外傷，若引起頸椎關節錯位，或椎體前方骨質增生形成較大骨刺，均可直接壓迫食管，或刺激咽和食道的交感神經，使環咽肌、食管或賁門痙攣，使吞咽受阻；又可導致咽和食道神經功能紊亂，咽喉的會厭、賁門功能失調，發生食物返流或嘔吐等症狀；病情較重者，因食道炎症而出現吞咽時頸胸部疼痛。

吞咽困難的病因有多種，環咽肌失弛緩症屬五官科疾病，食管、賁門失弛緩症又屬消化科疾病。目前西醫學認為，患者如非屬器官病變，即是神經功能失調所致，但導致失調的病因則未明。廣州軍區脊椎相關性疾病研究所在治療本症患者的臨床研究證明，環咽肌失弛緩症是由於中段頸椎關節錯位，引起環咽肌神經功能障礙；食管、賁門失弛緩症，是下段頸椎和上段胸椎（由頸椎第 6 節至胸椎第 5 節）錯位引起。椎關節錯位，損害了交感神經節前纖維或椎旁節，導致相關的括約肌痙攣，失去了正常的弛緩（放鬆）功能，關節錯位（有椎間盤突出的錯位更嚴重），椎間孔變窄（骨質增生會致病情加重），使脊神經根同時受損害時，就會出現咽部或胸前疼痛。重症患者的其他症狀，如食物返流、食量減少、營養不良、消瘦、全身乏力，都是食物梗阻後繼而發生的。經五官科和消化內科檢查，排除器質性病變後，才可按脊椎病因診斷，確診為頸椎病（或胸椎錯位），可用治脊療法。

頸椎病引起吞咽困難，病因有兩種：

1. 頸椎前骨質增生過長，直接刺激食道造成吞咽受阻；

2. 頸椎和上段胸椎關節錯位，引發相關**括約肌**痙攣而致失去放鬆功能。

這兩類原因引起的，都可用治脊療法獲得理想的療效。

自我判斷

吞咽困難是本症的主要症狀，經消化科和咽喉專科檢查，若未發現咽喉、食道和胃部有器質性病變者（如腫瘤、食道疝等），或只發現功能性、神經性的改變者，應轉請脊椎病專科檢查，才可確定是否由頸椎病引起。

小資料

括約肌：食道通過肌肉的收縮和放鬆的生理機制，防止食物進入食道時反流和誤吸。

健康忠告

減低由頸椎病引起的吞咽困難，必須由日常生活做起。本症患者若確定由頸椎病所致，則頸保健措施適用。

簡易自療法

1. 如有輕度復發，先行自我治療：

   1.1 用簡易頸椎牽引器作自我牽引。

   1.2 頸部熱療：可選用熱水袋敷、紅光燈照射、場效應治療機、超短波電療機等療法。每日一次，每次20分鐘。約5～10次治療，多可好轉，若仍無效，應及早找專科醫生診治（詳見第三章第5節）。

2. 單槓懸吊練習：用單槓懸吊法作自我練習（即自體脊柱牽引法，利用患者自身體重進行牽引），可糾正脊柱側彎。做法：

   2.1 患者先站在小凳上，選擇高矮合適的門框，雙手攀門框（為安全起見，手腕可用布帶保護）。

   2.2 雙腳移離小凳，身體懸空。在門

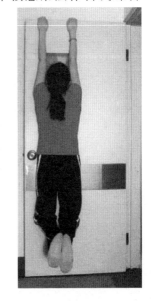

頭（也可在單槓或肋木上進行）作懸吊法，雙下肢作左右擺動和向前踢腿運動。

此外，亦可利用兩張桌子（等高）作雙槓式懸吊練習。每日一次。

預防貼士

1. 堅持練床上頸保健功，每日早晚各一次。

2. 避免外傷和過度勞損，是預防骨質增生的有效方法。

3. 提倡使用符合各人身材的保健枕頭（詳見第一章第一節）。

4. 重視生活和工作的正確姿勢，避免頸椎病的誘發因素（詳見第三章第 2 節）。

▶第6節
腦震盪後遺症

　　頭部受傷引致腦震盪，經休息和治療，多能很快痊癒。但若持續出現其他不適症狀，如眩暈、噁心、失眠等後遺症，原因可能是在頭部受傷的同時，頸椎關節發生錯位和頸部軟組織扭挫受傷，屬於"外傷性頸椎病"。

個案實錄

個案 1　　徐女士，48歲，醫生。三年前不慎從卡車上跌下，住院按腦震盪治療。此後反復出現頭昏、頭痛，右側肩背沉重不適。

　　三年前，徐女士不慎從卡車上跌下，頭及肩背先着地，不省人事十多分鐘，住院按腦震盪治療，治癒出院。此後反復出現頭昏、頭痛，右側肩背沉重不適。

　　徐女士入院治療，醫生按腦震盪後遺症應用中西藥物和物理治療，病情卻日漸加重，一年後右半身無力，要女兒扶着才能走動；她長期失眠，服安眠藥仍每夜醒來4～6次，睡眠質素差，經常似睡非睡，惡夢多多；睡醒後頭脹難忍，視力模糊，全身多汗。病情加重時，煩躁不安，坐不到十分鐘又要睡臥，臥下不久又要起來。每當右側肢體酸脹、麻木、出汗時，她需要別人攙扶才能起立活動，十分痛苦。經多間醫院診治，同樣診斷為腦震盪後遺症和更年期綜合症。半年前檢查才確診為頸椎病：第4、5節椎間盤突出，第5、6節椎間盤變性(退化)膨出並骨質增生，醫生主張手術治療。患者不同意，再找治脊專家求診。

醫生診斷

為患者進行三步定位診斷(參附錄4)：先觸診，發現頸椎第1～4節向右側彎，按壓椎旁有明顯壓痛，第6節橫突左後旋轉，而頸椎第7節至胸椎第2節旋轉式錯位，胸腰椎呈"S"形側彎。

再拍攝X光片，側位片顯示：頸軸變直，第1節仰旋式錯位，椎體後緣聯線於第4、5節椎間中斷並前移(外傷性)，第5/6節椎間盤變性及輕度骨質增生(屬退變性)；正位片顯示，頸椎第4、5節椎體向右側擺。CT成像片顯示：頸椎第4、5節同時有椎間盤突出(外傷性)。由此確診患者為：更年期脊椎失穩，頸椎間盤突出症，併發頸、胸椎多關節多類型錯位，伴發胸腰椎側彎，並多關節功能紊亂。

治脊方案

用正骨推拿手法，先調正枕環和環、樞關節紊亂，用牽引下正骨法糾正頸椎第4～6節的椎間隙變窄、向前滑脫及右側擺式錯位，改善椎間盤突出的代償功能。配以微波治療後頸部，溫熱量，每次15分鐘。經十次治療後，除下肢無力外，其餘症狀明顯改善，但因頸椎失穩仍未痊癒，上班後不久復發。

三個月後，再施以治脊療法，加水針治療，同時徐女士改用保健枕、練頸腰保健功等綜合治療方案，接受兩期療程共二十次治療後康復。恢復工作，隨訪六年無發作。

特別提示

　　患者因胸椎亦有錯位，除練頸保健功外，可在床上練習鍛鍊腰背的保健功（以"飛燕式"為主）。做法：

1. 四肢伸直，以腹部為支點，上下體同時用力抬起，形如飛燕。

2. 定式片刻，重複 4 ～ 5 次。

＊**注意**：俯臥時深吸氣，做飛燕定式時呼氣。

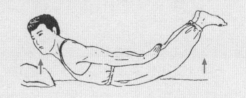

個案 2　　強仔，9 歲。玩耍時從高處墜下受傷骨折，治癒後常有頭痛發作。

　　強仔玩耍時不慎從三樓墜下，撞到樹幹，右側股骨骨折，右側頭皮血腫，短暫昏厥，醒後頭痛，住院治癒骨折後，常有頭痛發作(有時脹痛，有時昏痛)，需服止痛藥。痊癒復課後，強仔聽課時精神不集中，夜間又失眠，一向天真活潑的他變得沉默，時而煩躁不安。按腦震盪後遺症服藥治療，年餘無效。父母帶他找治脊專家診治。

醫生診斷

　　按三步定位診斷法為患者檢查，發現頸、胸椎多個關節(頸椎第1節至胸椎第2節)發生多類型錯位，確定腦震盪後遺症與脊椎病因相關。強仔跌傷致右股骨骨折,同時造成骨盆側擺式錯位,引發植物神經功能紊亂,引致失眠、煩躁、胃腸功能紊亂等症狀。因關節錯位,使椎基底動脈供血不足而致頭昏,椎靜脈回流不暢而時感頭脹。

治脊療法

療程分三期。第一期:以手法牽引,和緩慢復位(適合幼弱患者)的正骨推拿法為主,糾正頸、胸椎各小關節紊亂、錯位;配合熱療,以紅光照射於頸、胸背二區,每區每次15分鐘,每日進行一次。十次治療後,頭昏、頭痛和頸部軟弱無力明顯改善。

第二期:第一期療程後,患者休息一周,才開始本期療程。治脊方案同前,加用捏脊療法,並教他自我治療。經二十次治療,症狀已大大改善,他已能用心學習,睡眠恢復正常,但仍偶發頭痛、頭昏。

第三期:改為每周治脊療法一次,鞏固治療十次。隨訪十年直至他上大學,學習和生活均已正常。

病因分析

腦震盪後遺症與頸椎病關係

頭部受傷後引起腦震盪,經腦外科檢查,如未造成顱骨骨折,無腦組織挫裂傷及無內出血等情況,早期經短暫休息和治療,多數很快痊癒。但有部分傷者,此後常常頭暈、眩暈、噁心嘔吐，或頭痛、耳鳴、記憶力減退，或失眠及植物神經功能紊亂等症狀反復發作，可診斷為"腦震盪後遺症"。

研究證明：這是在腦震盪的同時，發生了頸部軟組織扭挫傷，和椎關節受傷錯位為主的"外傷性頸椎病"。如不及時正確診治，受傷頸椎將加速椎間盤退行性變，發展為骨質增生、韌帶鈣化、甚或椎間盤突出（膨出）。患者應接受治脊療法，以正骨推拿為主，配以舒筋活絡的理療後，症狀很快會消失或明顯好轉。通過治療頸、胸椎損傷，可徹底地治癒腦震盪後遺症，糾正受傷頸椎關節錯位和改善椎管內的狹窄程度，解除椎動脈、頸動脈竇、交感神經和周圍神經的刺激或壓迫，能改善腦迴圈，促進腦功能的恢復；重型的顱腦外傷（腦挫裂傷）後遺症，亦可用治脊療法作為輔助治療，能加速癱瘓症狀的康復。

頸椎病的起因和發展，有相當部分與外傷有關，尤其在年青的患者群中。因為頸椎在整體脊柱中是細小的、靈活的、多關節的椎體，受到大力撞擊時，很易發生小關節錯位，錯位後如果不及時以正骨推拿復位，遷延日久，將影響椎周相關血管、神經、肌肉而發生多種病症（參閱第一章第3節"病因分析"，及第一章第10節"健康忠告"）。顱腦外傷合併外傷性頸椎損傷者，在臨床上並不少見，有些患者還因頸椎第1節錯位引起"周圍性面神經炎"（即面癱）。

但外傷引起的頸椎病，在臨床上常容易被忽略，因為頸椎病的典型症狀，不一定在傷後馬上出現，有時是逐漸表現出來的；即使是頸椎病引致的頸痛，也可能因為外傷疼痛而被掩蓋。

健康忠告

曾受外傷的患者，治療前必須檢查頸椎，證實並無頸椎骨折情況，特別是齒狀突骨折。如有骨折者，必須待骨折痊癒後，才可進行正骨推拿治療。

簡易自療法

1. 除練頸保健功外，患者每月在家按頸椎自我牽引法鍛鍊，自我治療 1～2 次，每次 10 分鐘，以鞏固療效 (詳見第三章第 5 節)。

2. 單杠懸吊法，每日做一次。

▶ 第 7 節

腦部缺血性疾病

短暫腦缺血發作、小兒腦癱和早老性癡呆，是三種病因症狀各異、但同樣是較難治療、致殘率高的病症。經研究發現：這三種互不相同的病症，除目前西醫公認的常見病因外，還可以是由於多種原因令頸椎關節錯位，直接損害椎動脈致使椎基底動脈供血不足；或刺激頸交感神經，造成全腦部的小動脈痙攣，使血流改變致腦內慢性缺血所造成。

個案實錄

個案 1　李女士，50 歲，高級美容師。頸肩背部疼痛，反覆發作五年多了。

頸肩背疼痛在近半年發作頻繁。工作不到一小時，她就開始不適，經常頭昏和肩背沉重麻痛，感到腦內一片空白。患病五年來，自覺記性越來越差。頭頸右轉時，頭右側就有一陣一陣如"閃電樣"的刺痛，故常向左偏頭，睡不寧，惡夢多。兩年前醫生診斷她有更年期綜合症，中西藥服了不少，病情卻漸加重。

醫生診斷

為患者檢查，排除了腦內疾病。結合Ｘ光片分析，致病主因是患者工作過勞和不良頸姿。患者習慣午飯後坐在辦公桌旁，頭枕右臂、半倚桌面打瞌睡十多分鐘。小休時的不良頸姿，引起頸椎第2、7節扭傷錯位，損害椎動脈和交感神經，引致頭昏、失眠。頸椎在錯位狀態下，患者又常右轉頸，令錯位加重，刺激或壓迫枕大神經而出現"閃電樣"頭痛。致病源頭是頸椎關節功能紊亂，根據症狀，確診為椎動脈型為主的頸椎病，引起"短暫性腦缺血發作"。更年期婦女的脊柱失穩，更易發生頸椎病。

治脊方案

以正骨推拿將錯位關節復正，配合在頭部施以針灸，及在下段頸椎旁以水針注射治療。經十次治脊療法，症狀完全消失。

特別提示

治療過程中，醫生教患者自我按摩頭部和拍打肩背。建議她每天拍打肩背三次，有助放鬆肌肉。

病因分析

短暫腦缺血發作與頸椎病

短暫腦缺血是指心臟輸出的血液，經過頸部血管輸送到腦部的過程中，由於某種原因，發生短暫障礙，以致供血不足。目前西醫公認的常見病因有：一、腦栓塞；二、小動脈痙攣；三、頭部血流的改變；四、心功能障礙等。

因腦組織受影響出現的功能性缺血症狀，發作時間短則數秒至數分鐘，長則持續數小時。發作後，多數患者在二十四小時內，症狀和體征全部恢復正常。但此症可反復發作，部分患者的症狀可自行消失，若不及時診治，約有三分之一的患者，幾年內發生腦梗塞或老年性癡呆症。

經研究發現，常見的短暫性腦缺血發作，除上述病因外，更常見的是因頸椎退變令椎關節錯位，引發以下多種情況：直接損害椎動脈致使椎基底動脈供血不足；或刺激頸交感神經，造成全腦部的小動脈痙攣，致血流改變而發作。上述這些都可直接造成椎基底動脈供血不足，臨床症狀有：眩暈、頭昏頭痛、噁心嘔吐最常見，其次是視物模糊、複視（看東西有重影）、吞咽困難、飲水嗆咳、語音障礙，單肢或四肢乏力、麻痛等；重症者出現眼球震顫等。

若頸椎病患者的脊髓已受影響，可突發四肢無力，因此摔倒或暈厥，跌倒後可即醒來，四肢無力亦可恢復。如果是椎動脈被扭屈，同時交感神經亦受損害，可引起顱內小動脈廣泛痙攣，除椎動脈供血的腦功能受損外，同時出現頸內動脈供血區的腦功能損害症狀。因此，頸椎病引發的短暫性腦缺血發作，應與單純頸內動脈供血不足和**腔隙性腦梗塞**不同，只要結合臨床症狀或顱腦CT掃描，不難鑒別。此外，也要鑒別是否內耳疾病（如**梅尼埃綜合症**），可到耳鼻喉科檢查。

自我判斷

本症患者，如發現活動頸部時會誘發症狀加重，可能是由頸椎病因引發，可延醫作詳細診斷。

小資料

腔隙性腦梗塞：腦疾病的一種。是由於腦深部微小動脈閉塞引起腦神經組織缺血壞死，造成小腔隙。

小資料

梅尼埃綜合症：內耳疾病之一，是由於內耳膜迷路水腫而致，又稱"內耳膜迷路積水"。病因不明，症狀包括經常眩暈、波動性耳聾和耳鳴。一般為單耳發病。

健康忠告

頸椎失穩錯位，是短暫性腦缺血發作的常見病因之一。更年期婦女因脊柱失穩，更易發生頸椎病。因此，應及早診治椎動脈型和交感型頸椎病（詳見第三章第2節），是防治本症的有效措施。如不及早診治，將發展成腦萎縮而加速衰老。

●●●●●● **個案 2**　小阮，2 歲 7 個月，因難產而作引產，出生後出現斜頸（頭向右側扭屈），四肢痙攣性癱瘓。

小阮經常煩躁不寧，四肢癱瘓，令他不能坐立。因四肢的**肌張力**增強而產生痙攣症狀，使雙下肢交叉僵硬。曾接受針灸治療和四肢按摩，但無明顯效果。

> 小資料
>
> **肌張力**：肌張力是維持身體各種姿勢以及正常運動的基礎，即使靜臥或站立時，身體各部肌肉亦需保持張力（即肌肉在靜止鬆弛狀態下的緊張度），以維持姿勢和身體穩定。

醫生診斷

經脊椎檢查，發現患者頸椎第 1 節明顯左側擺，第 2 節棘突左旋為主，併發胸、腰椎呈 "S" 形側彎，雙下肢交叉，四肢肌張力增強。

治脊方案

用針刺治療，加治脊療法，用手牽引雙腿（即牽引下正骨法的搖正法），以糾正胸、腰椎側彎；用正骨推拿的緩慢復位手法（適用於幼弱患者），糾正上段頸椎。

八次治療後，患者已能安睡，煩躁哭鬧明顯減少。好轉後，仍對全脊柱施治脊療法為主，配以四肢和軀體推拿，和逐步開展運動鍛鍊。專家並指導家人為患者在家自行鍛鍊以配合治療，三個月後，他開始會笑，發音學語，能靠着椅背坐立。其母是護士，懂針灸，專家又教她簡易正骨推拿法。堅持在家治療，患者四肢肌張力逐漸恢復正常。隨訪二年，智力和肢體功能康復至基本正常。

病因分析

小兒腦癱與頸椎病關係

小兒腦性癱瘓，是指嬰幼兒的肢體肌張力和功能異常。此症既有先天因素（腦發育畸形、器質性疾病），亦有後天因素，主要是因生產時導致嬰兒缺氧或頸椎產傷等（詳見第一章第8節）。

小兒腦癱是一組綜合症，致殘率高。治脊療法只適用於產傷、窒息缺氧和早產兒造成的腦癱，故應先請專科（小兒科和神經科）檢查，排除因大腦、脊髓器質性病變、畸形所致的腦癱。

嬰幼兒在出生時或早期即有病症，表現為四肢、全身、半身或單肢癱瘓，腱（連接肌肉和骨骼的組織）反射亢進、有病理反射（是中樞神經系統受損的表現）；截癱者行走呈剪刀步態，有的為不自主運動：舞蹈樣動作，或指劃運動；智力障礙程度不一，但無**顱壓增高**。

小資料

顱壓增高：指顱腔各內容物對顱腔壁所產生的壓力超過了正常範圍，如出現腫瘤、腦水腫或血腫等。此病症狀多，最常見是頭痛，兒童患者則常頭圍增大、頭皮靜脈擴張等。

患者可按脊椎病的三步定位診斷法，檢查有否脊柱變形(幼兒可服用鎮靜藥後，拍攝正側位和張口位的頸椎 X 光片)，以頸第 1～3 節的椎間關節紊亂尤為多見，有些甚至在枕環關節或環、樞關節出現半脫位；此外，在整段脊柱的四段力學轉換區：頭／頸、頸／胸、胸／腰、腰／骨盆間均可測到錯位情況。

健康忠告

治脊為主的綜合療法能及早調正頸椎以改善腦內血循環，配合中西藥物治療能加速康復進程，對促進腦功能康復有顯著效果。醫生亦需為患兒制訂智力康復訓練計劃。家人可為患兒進行頸部及全身按摩，以改善腦缺血，防止腦萎縮，促進腦功能康復，亦可為患兒做肢體按摩和功能訓練治療，以促進整體康復。

簡易自療法

治療期間，家人可為患兒按摩四肢、做被動運動和抱位懸吊法(參見第一章第 8 節 "簡易自療法")。

●●●●●● **個案 3** 張太太，61歲，美籍華人，發病前是美國加州政府文員，患早老性癡呆症十六年，在美國治療，長期應用藥物、物理治療、康復訓練，但未能控制病情發展。

　　張太太的丈夫及女兒指她發病前三年曾遇車禍，搶救時用頸托固定頸部，受傷後頸背皮膚血腫，接受物理治療後康復出院。但此後經常失眠、頭昏、後腦脹痛，有時痛得如被針刺，肩和右手麻痛，按腦震盪後遺症用物理治療和針灸治療，病情能緩解。三年後，診斷她患上早老性癡呆症，曾在癡呆研究所診治十多年。這次他們找治脊專家診治時，張太太已不能認出子女，不與朋友來往，不會認路回家，生活不能自理。她面部木無表情，沉默寡言，夜多失眠以致晨昏顛倒。

醫生診斷

　　替患者觸診，發現頸椎第 1～3 節向左側彎，第 4、5 節反張，按壓椎旁有壓痛。MRI 片顯示，第 4、5 節頸椎間盤突出、第 5、6 節椎間盤膨出；X 光片顯示，頸椎第 1 節仰旋，第 2、3 節椎關節混合式錯位，第 4、5 節反張錯位。

治脊方案

　　以正骨推拿法為主治法，配合熱療，以紅光照射後頸，每次 30 分鐘。三次治療，糾正了第 1～3 節頸椎關節錯位後，睡眠明顯改善，失眠減少。加牽引下正骨法和針灸治療二十次後，精神好轉，常呼喚丈夫名字，會表達要求，當子女問候她時，她會點頭、搖頭表達，時有笑容，走路姿勢較以前有力，步幅加大，能與孫輩逗玩，日間已很少臥床。治脊三十二次後，她能記得家門門牌，自行洗手、刷牙、吃飯，走路不用別人扶持，可以上廁所，在家活動和到後院散步等，生活上的自理能力已明顯提高。張太太回美國到癡呆研究所復查，證實腦功能有改善。

⬤⬤⬤⬤⬤⬤ **個案 4**　麥先生，57 歲，文員。接受腰椎間盤手術後，病情無改善而提前退休。退休後心情鬱悶，經常失眠、頭昏，記憶力明顯下降，有時頭痛，常常感到好像戴上小帽子一般緊束不適，有時自汗（無故冒汗）煩躁等症狀已二年。

近半年，麥先生的性格更變得固執、孤僻，因記憶力下降，做事丟三忘四，有頭無尾，經常找東西。

經 CT 掃描顯示有輕度腦萎縮，神經精神科醫生診斷為老年性癡呆症。藥物治療無效。家人帶他找治脊專家診斷。

醫生診斷

經三步定位診斷，患者的頸椎第1節向前滑脫式錯位，第3～5節椎間盤突出並向後反張錯位，第5/6節椎間盤膨出，並在椎體前部形成骨橋。

頸椎病應與生活的不良姿勢和習慣有關。經了解，患者在大學時期是校內足球隊的主力隊員，工作時長期低頭、伏案寫作，還有在床上靠床架看電視的習慣。因病退休後心情不好，常常失眠，時因落枕頸痛。

治脊方案

第一階段：應用牽引下正骨推拿手法為主治法，配以微波電療後頸部、頭皮針等綜合治療。採用此方案治療一個月，患者的失眠、頭昏、頭痛和煩躁等症狀消失。治療三個月後，他的性格恢復如前，與家人、朋友和醫護談話正常，恢復寫作能力，做事亦較完善，但記憶力仍差。

第二階段：增加腰腿痛治療，改為每周治療 1 ～ 2 次，治療半年，病情大為改善。

病因分析

早老性癡呆症與頸椎病關係

人進入老年期（男性 65 歲、女性 55 歲）以後，隨年老而出現慢性智力衰退或缺失，這種老年性精神病，稱為 "老年性癡呆症"。老年性癡呆症是因大腦高級中樞的功能，受到廣泛性損害，智力和記憶力加速衰退，初發時，患者會忘記最近發生的事，逐漸加重時，連以前的事也記不起來，判斷力和定向力不全，病情加重，將發展致完全性癡呆。

研究發現，中年人提早發病，則與創傷性頸椎病有密切關係。早老性癡呆症，發病多在 45 ～ 60 歲（亦即老年性癡呆的早期患者）。患者的智力和記憶力漸漸衰退，自發活動減少，無意義活動增多，病情加重後，會出現異常的人格與行為，步態異常，最終臥床不起，直至病故。

目前認為，癡呆症與中毒、感染和精神創傷等的損害，而導致腦組織變性加快有一定關係。現代醫學認為，引起癡呆病因有：一、原因未明的退行性改變，稱"阿爾茨海默病"（Alzheimer）；二、血管性癡呆，由多次中風或慢性腦缺血引起；三、其他顱腦器質性病變引起。從腦部 CT 或 MRI 檢查，可見有不同程度的腦萎縮。

健康忠告

中、老年人若頭頸受撞擊後，出現智力衰退或有頭昏者，應及早延醫，及早按脊椎病因診斷，一旦確診，盡快按頸椎病治療為宜。椎動脈型和交感型脊椎病（包括全脊和骨盆的改變），均會導致腦內慢性缺血。

治脊療法適用於因慢性腦缺血引起的早老性癡呆症，及早治好脊椎病（包括全脊和骨盆），改善腦脊血循環，就可達到防治結合的作用。

簡易自療法

患者可自行按摩及請家人幫助，步驟如下：

1. 用掌指輕力拍打面部、頸部、頭後部，每部位拍打 20～30 下，再用手擦 20～30 下，每日早晚各一次。

2. 患者俯臥，家人沿其脊柱兩旁拍打，拍打至
   皮色紅潤為佳，每日早晚各一次。

　　總括而言，本節三種因腦缺血所致的病
症，患者均應先請專科（小兒科和神經科等）檢
查，排除了大腦、脊髓器質性病變、畸形等病
因後，可再請治脊專家診斷，檢查頸椎有否變
形錯位。確診是頸椎病所致的，用治脊為主的
綜合療法能及早調正頸椎以改善腦內血循環，
配合中西藥物治療能促進腦功能的康復，對短
暫腦缺血發作、小兒腦癱和早老性癡呆這三種
較難治療、致殘率又高的病症，有顯著效果。

▶ **第8節**

局限性癲癇

　　癲癇是突發性、短暫性的大腦功能失調，按發病範圍分為局限性和全身性癲癇。局限性癲癇多為某一肢體發作性抽搐，或某內臟器官痙攣性疼痛發作，無意識喪失現象。目前認為本症發病與腦內或腦外的某些病變有關，但大多數病因不明。根據研究顯示，頸椎病也是病因之一。

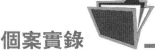

個案實錄

●●●●●●●　　**個案 1**　　張小姐，30 歲，打字員。她的左上肢突發抽搐、疼痛已三年多，次數逐漸頻繁，近半年幾乎每日 1 ～ 3 次。

　　經內科檢查，排除了其他病變，確診張小姐患上局限性癲癇。停止抽搐時，她左上肢的肌張力（參第 7 節個案 2 "小資料"，頁117）和握力比發病前減弱，腱反射正常，痙攣發作時，左肩高聳，肘腕部屈曲，緊握拳頭，肱二頭肌痙攣成硬塊狀。

醫生診斷

　　經觸診檢查，按壓患者的肱二頭肌，出現明顯壓痛。頸椎第 4、5 節有混合式錯位（右側擺及前滑脫式錯位），第 5 節左側橫突向前移。經了解，患者在五年前曾在車禍中受傷，當時應傷及頸椎並發展成癲癇症。

治脊方案

在發作後的緩解期，以牽引下正骨法糾正第 4、5 節頸椎的混合式錯位，繼而讓患者仰臥，採用正骨推拿手法的左前挎角搬按法，糾正第 5 節橫突錯位，並配合熱療法及水針治療。

經三次治療，已減少發作，由每日多次減為兩次或以下，治療十次，停止發作。完成二十次治療（一個療程）後，隨訪兩年未再復發。

●●●●●● 個案 2　　小佩，9歲，小學生。右肩受傷一年後，面部和上肢不能自控。

一年前小佩從雙杠跌下，右肩受傷，皮下積瘀血，跌傷後，常自行用力向右轉頸，以舒緩頸部不適，半年後，不能自控地向右上方轉頭，同時出現閉眼、皺眉、噘嘴、右側面肌抽搐、右肩上聳及屈肘等不由自主的舞蹈樣動作。曾入院治療，醫生診斷她患上**小兒舞蹈病**，也有醫生診斷為外傷性局部性癲癇發作。經朋友介紹，父母帶她找治脊專家診治。

小資料

小兒舞蹈病：此症是風濕性腦炎的一種，多發於兒童及少年，發病多持續一至數週，可復發，起因未明。主要症狀是身體出現不自主動作，尤以上肢為多。因有些患者有性格和情緒問題，被誤以為是心理病。

醫生診斷

按脊椎病因檢查，確診為第 3、4 節頸椎側擺並旋轉的混合式錯位，第 1～3 節左側彎錯位，其中第 1 節傾旋錯位。

治脊方案

以正骨推拿法和手法牽引，每月復位治療一次，症狀逐漸減輕，治療三個月，抽搐停止發作。暑假時，患者又接受鞏固性治療六次。症狀完全消失，治療告癒，隨訪三年無復發。

病因分析

癲癇與頸椎病的關係

癲癇是突發性、短暫性的大腦功能失調。發病的輕重，與失調的廣泛程度相關，臨床上分為大發作和小發作：大發作時，全身抽搐及意識喪失；小發作為一過性意識喪失，而無痙攣現象。此外，又分為全身性和局部性癲癇，局限性癲癇無意識喪失現象，多為某一肢體發作性抽搐，或某內臟器官痙攣性疼痛發作。發病年齡多為兒童及青壯年。

目前認為此症發病與腦內或腦外的某些病變有關，但大多數病因不明。診斷癲癇，主要是根據典型的發作病史，及進行腦電圖檢查，排除其他疾病後，可根據癲癇的發作部位，按神經定位診斷法，詳細檢查脊椎。

根據頸椎病因的研究顯示，全身性癲癇發作，多與頭頸交界處（即枕環關節和環樞關節）的損害有關，原因多是產傷、跌傷或先天性枕環關節半脫位（詳見第三章第2節）；單側上肢的局限性癲癇發作，則與中下段頸椎關節錯位，傷及交感神經有關；胃腸痙攣發作，多與中段的胸椎關節錯位（第5～10節）損害有關。

按癲癇發作症狀的部位，可作為頸椎病定位診斷的依據。按照治脊療法的治療方案進行診治，常能獲得根治的效果。**小兒多動症**亦可按本症基本治脊方案診治。

小資料

小兒多動症：表現為過度活躍、注意力不集中，有的出現性格問題，缺乏自我克制，肢體也會不自主抽搐。發病原因未完全明確。

健康忠告

■■■■■■■

長期以來，小兒多動症和舞蹈病，人們一直把它當成心理行為疾病，醫生診治也主要從心理方面進行。雖然發病原因至今尚未明確，從以上個案和分析可見，患者可能是部分腦功能區出現不正常所致。家長可帶孩子進行各科

檢查，若查明與頸椎病相關，可嘗試用治脊療
法。

簡易自療法

　　治脊期間，家人可在家為患者進行輔助治
療，以臥位手法牽引（即"互助式徒手牽引
法"，詳見第三章第 5 節），及為患者按摩頸
肌，每晚睡前一次。

▶ # 第 9 節

頑固性呃逆

呃逆是膈肌痙攣的一種症狀，病因有多種，專家觀察到與椎間關節錯位也有關係。

個案實錄

個案 1 周先生，20 歲，大學生。呃逆發作四年，近期每天飯後就發作，十分鐘之內自行停止，近日更重了，要臥床休息才能好。

周先生從小暈車，四年前，一次暈車後發生呃逆，去年加重。初發時，藥物治療有效，但近半年來，藥物治療已無效，使他十分痛苦。經消化科和神經科檢查，未發現器質性病變。

醫生診斷

按脊椎相關病因進行三步定位診斷，確診為頸椎病，第 2～4 節鈎椎關節錯位。經了解，患者從小愛踢足球，頸椎關節錯位可能是運動創傷引起的，他從小有暈車問題，則是第 1～3 節椎關節失穩，使椎動脈受壓所致。

治脊方案

選用牽引下正骨法，配合熱療，以紅光照射後頸，每次 15 分鐘，三次治療後，症狀改善，再加水針治療。治療十次後，治好了呃逆，也不再暈車了。

●●●●●●● 個案 2　鄧女士，35 歲。近兩年呃逆日夜不止，呃逆重時，同時有上腹抽痛、嘔吐。

鄧女士十年前第一次分娩時，因為太痛，她雙手抱頭仍難忍受，將頭在牆上撞了幾下後，就發生呃逆。產後呃逆仍不止，伴頸僵硬疼痛。初起時，日間吃飯後發作，可自行停止，以後發作逐步加重，發作增多。患病一年後，當地衛生院醫生診斷為病性呃逆，用大量鎮靜藥物治療，但病情沒有好轉，反而發作更多。她一氣之下乾脆放棄治療，使病情拖延至今。自去年加重後，睡眠中亦會發作而醒來。經家人再三勸說，最近才肯向治脊專家求醫。

醫生診斷

為患者檢查時，見其呃逆頻頻，偶有噁心，唇乾裂出血、舌紫紅無苔，上腹脹滿，按壓時有疼痛。觸診檢查頸椎，發現頸軸變直並側彎，第 3、4 節錯位。拍攝頸椎 X 光片，與觸診符合，第 3、4 節出現側擺式錯位。

因患者在分娩時，將頭橫向撞牆，造成了急性外傷，引起第 3、4 節的椎小關節錯位（鈎椎關節側擺並旋轉）。關節錯位傷及膈神經，使呃逆發作，但由於一直沒有對症下藥，才被此症困擾了十年之久。

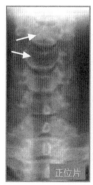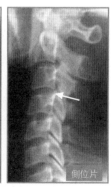

正位片　　側位片

第 3、4 節側擺式錯位：頭外傷後出現呃逆，左側可見頸椎正面的 X 光片，箭咀指出第 3/4 節側擺，此錯位刺激神經引起膈肌痙攣。

治脊方案

因呃逆頻繁，徒手復位難，改用牽引下正骨法，一次治療，錯位頸椎復位成功，三小時後呃逆停止。配合水針治療第 2 ～ 5 節頸椎間的軟組織勞損處，共治療八次痊癒。

特別提示

1. 一般頸椎病患者到了康復期，都同時需練頸保健功。但專家在檢查頸椎病過程中，查明發病頸椎的情況後，也會注意其軟組織的健全狀態，由於本症患者是農民，頸部肌肉、韌帶很強健，脊柱整體功能健全。考慮到她每天的勞動強度，比練頸保健功對頸肌的強度大得多，故不需練保健功。

2. 必須改用保健枕。

病因分析

呃逆是膈肌(即橫隔膜，分隔胸、腹兩腔的肌肉膜)痙攣的一種症狀，病因有多種：胃部疾病，或膈下病變亦可發生呃逆。對於一些呃逆原因不明者，或稱為神經性者(臨床上未查出消化系統的器質性病因)。專家經研究，觀察到 C3 ～ 5 椎間關節錯位(鈎椎關節側擺式錯位者多)，可引起呃逆，因為由 C3 ～ 5 頸神經組成膈神經，此間的椎關節錯位時，刺激到膈神經就導致膈肌痙攣，引起呃逆，用治脊療法治療頸椎病造成的頑固性呃逆有顯著療效。

因外傷造成的關節錯位，會導致關節囊緊束，受傷初期肌肉痙攣，復位困難，如能及時復位，則鞏固容易。這與勞損性、退變性的關節錯位不同，後者因關節囊和韌帶鬆弛，故復位容易，而鞏固難。

健康忠告

青年人頸椎病主要是關節錯位，錯位後不及時復位，一段時間後才會發生椎間盤退變和骨質增生，極易誤診誤治。個案中的患者，就是由於受傷後對頸椎錯位未能及時復位，幾年的持續損害，引發骨質增生，更加重了對膈神經的刺激，才導致呃逆遷延不癒，且逐年加重。讀者宜多加注意。

簡易自療法

在呃逆或暈車復發時，可進行以下療法：

1. 指壓法：偶發性呃逆患者可先用此法。用右手拇指、食指捏壓在第 3、4 節或第 4、5 節椎旁（觸按有些壓痛處），左手托下頜向上推，將頭由前屈位置向後盡力仰頭，然後左右側屈或左右轉頸動作 2～3 下，右手同時用力按壓 1 分鐘，多能使呃逆停止。

2. 點穴法：點壓風池、天柱、新設、內關、合谷穴。

3. 如上述自我治療無效，應用床上練頸保健功作為復位手法後，重力點壓雙側下肢的足三里穴。

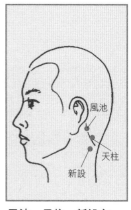

風池、天柱、新設穴
示意圖

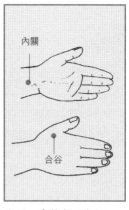

內關、合谷穴示意圖

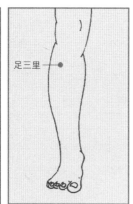

足三里穴示意圖

預防貼士

1. 首要是防止外傷。

2. 用保健枕以防落枕等發病誘因。

3. 練床上保健功，及時自我治療頸椎關節的輕微錯位，保持頸椎關節的良好狀態，患者就可爭取徹底治癒。

▶ # 第 10 節

神經性水腫

神經性水腫有全身性、局部性兩類，至今病因未明。經臨床研究證明，頸椎病也是神經性水腫的病因之一。

個案實錄

個案 1 翟先生，52 歲，公司總裁。近四年來，反復發作的全身腫脹，每次發病，體重就增加 10～15 公斤。

翟先生以往每次發病住院，需治療兩至三個月才能痊癒，此次入院治療三個月，仍無明顯療效。他有頸背痛，故醫生診斷為頸椎病，請骨科會診，照 X 光片發現頸椎第 7 節雙側橫突處，先天性多了一塊小肋骨，稱"頸肋"，建議以手術切除。但翟先生不願接受手術，轉介給治脊專家治療。

醫生診斷

經三步定位診斷，確診為頸椎第 7 節至胸椎第 1 節旋轉式錯位（頸椎第 7 節棘突偏左、胸椎第 1 節棘突偏右），頸椎第 4～6 節呈"C"形向右凸側彎，左側鎖骨上窩部可捫及肌痙攣硬結，並有明顯壓痛。X 光片顯示：頸椎第 5、6 節、第 6、7 節椎間盤早期變性，並輕度骨質增生，第 7 節雙側天生有頸肋。

經了解，患者從小習慣俯臥，睡時扭頭向右。這種不良臥姿，到了中年的頸椎失穩期，導致頸椎第 7 節（原已有頸肋）旋轉式錯位，骨骼擠壓血管，引發淋巴回流受阻，才會發生神經性水腫。

治脊方案

採用正骨推拿手法，應用俯臥旋轉分壓法及側向搬按法，糾正錯位，並用牽引下正骨法。一次復位後，患者肩背痛消除，即覺輕鬆；次日來治療，全身水腫明顯消退，體重由78公斤降至68公斤。三次治脊後，體重回復正常的63公斤，全身腫脹完全消除。

四個多月後，患者的水腫復發，並有輕度頸背痛，再次入住醫院神經科，患者要求醫生先不用藥，請治脊專家施行治脊療法。專家在患者頸椎椎周軟組織的勞損點，加用水針治療，這次的鞏固性治療進行了二十次，痊癒出院。隨訪五年無復發，亦免除了手術。

特別提示

為了根治病患，患者必須改用保健枕，糾正俯臥習慣，每日練保健功。

個案 2　高先生，47歲，電子工程師。他患右側面部和右上肢腫脹六年，時輕時重。

除面部和上肢腫脹外，還伴有失眠、輕度頭昏、左側頭痛、視力疲勞，並感到頸和右肩臂酸痛沉困。經藥物和針灸治療，雖可改善症狀，但他的病情反覆且逐漸加重，今年發作頻繁。他的主診醫生介紹了資深的治脊專家為他診症。

醫生診斷

檢查後，發現患者頸軸呈"S"形側彎，第1～3節左側彎，第4～6節右側彎，第7節斜形側擺（左高右低），並向右前旋，診斷為多關節多類型椎關節錯位。經了解，患者工作時經常低頭駝背，晚上睡水床，又習慣右側臥和不用枕頭，因此日間的頸背勞累不但不能恢復，反而加重了頸胸交界的椎體扭傷，才形成第7節頸椎錯位，引致淋巴導管受壓迫，以致回流受阻，是他右側面和手腫脹的病因。

治脊方案

以正骨推拿手法調整好中上段頸椎，因當時無牽引椅，不能用牽引下正骨法，治脊專家便採用俯臥懸吊的正骨方法，為高先生復位第7節頸椎。

配合用針灸治療（美國的中醫師不允許用水針），病情迅速改善，經十次治療痊癒。

特別提示

1. 不再睡水床，改睡硬質木床，並使用保健枕。

2. 注意仰臥為主，側臥應左、右均勻些，以免第7節頸椎再次前旋錯位。

病因分析

神經性水腫與頸椎病的關係

頸胸交界的椎體扭傷，淋巴導管受頸肌症攣的壓迫，以致回流受阻，淋巴循環不良，才會發生神經性水腫。神經性水腫有全身性、局部性兩類，至今病因未明。經臨床研究證明，頸椎病也是病因之一。

頸肋，是第 7 節頸椎橫突處多了一塊小肋骨，屬先天性發育異常，可以進行骨外科手術切除，又歸類於"胸廓出口症"。所謂"胸廓出口症"，是指在鎖骨下的神經或血管（動、靜脈）受壓迫，從而產生的一系列症狀，病因很多，其中可由頸椎異常引起，如上述的先天性的頸肋，或第 7 節頸椎的橫突過長等。換句話說，頸肋可引起胸廓出口症，神經性水腫則可由"胸廓出口症"導致。

個案1的翟先生屬全身性水腫，他的第7節頸椎有先天性頸肋，加上後天的不良臥姿導致第 7 節頸椎旋轉式錯位，使左側橫突、頸肋旋前，骨性擠壓鎖骨下靜脈和胸導管，引發淋巴回流受阻。個案 2 的高先生屬局部性水腫，他因第 7 節頸椎斜形側擺錯位，右側橫突扭向前移錯位，造成右側淋巴導管受頸肌症攣的壓迫，而致回流受阻，就是他右側面和手腫脹的原因。

健康忠告

　　兩個案的患者都是由於不良的生活習慣而致病。如個案 1 的翟先生，他的頸肋是先天性畸形，自小存在也無病症，如果他的睡姿正確，善於保護頸椎，是可避免發病的。個案 2 的高先生無頸肋，頸椎錯位完全是由於他日間勞累晚上睡姿不正確而加劇。由此可見，保持正確的睡姿，既能預防頸椎病，又能防止由頸椎病因引起的疑難病症。

▶ 第 11 節

三叉神經痛

三叉神經痛，是指在面部的三叉神經分佈區(尤其是額頭、眼睛周圍、鼻子)，經常反覆出現劇痛，每次疼痛發作持續數秒至兩、三分鐘，每日發作多則幾十次甚至幾百次。疼痛程度有如遭電擊、針刺、燒灼或刀割。患者用手指在面部觸摸某一點，會使三叉神經痛發作，稱為"扳機點"，亦即面部過敏痛點，或劇痛誘發點。

個案實錄

●●●●●●● **個案 1** 游女士，53 歲，西醫。她患上右側三叉神經痛（第二支）已六年，鼻右側最痛，輕輕摩擦亦會誘發閃電樣劇痛。

每次發作短則不到一分鐘，長則持續半小時以上。嚴重時，面部發紅、出汗，頭脹，噁心嘔吐。工作疲勞或側臥時，右上肢沿尺側麻痛。每天發作少則兩三次，多則幾十次。她為治此症已試過多種中西療法，均未能根治。經朋友介紹找治脊專家診治。

醫生診斷

　　按三步定位診斷檢查，發現患者頸椎第1節向左側擺，第2～5節呈右側彎並旋轉，第2、3節反張後突，第7節棘突左旋、胸椎第1節棘突右旋並後突，錯位椎旁壓痛或酸脹感。經MRI檢查，患者的頸椎第3、4節、第4、5節、第5、6節椎間盤突出，尤以第3、4節最嚴重。黃韌帶呈縐摺前凸，引致該處脊膜囊前後受壓，呈葫蘆狀壓跡。原來患者在九年前頭部挫傷，頸部血腫，一個多月後才痊癒，那次意外令患者頸椎受傷，就是三叉神經痛的源頭。

治脊方案

　　先糾正頸椎第1、2節頸椎椎關節錯位，再用牽引下正骨法為重點手法，解除黃韌帶縐摺，和恢復椎管矢狀徑的代償功能。配用旋磁治療扳機點，經五次治療，過敏程度改善，不服止痛藥已能安睡至早晨，七次治療後，三叉神經痛基本停止發作。為了鞏固療效，增加治療腰椎的椎間盤膨出和骨盆旋移症引致的脊柱側彎。作整體調治後，頸椎穩定性康復加快，進行共二十次治療後，全身症狀消除，吃飯、刷牙、講話，均已正常，不會引發疼痛。隨訪二年，療效鞏固。

個案2　周女士，45歲，家務助理。她被診斷患上"原發性右側三叉神經痛"（第2、3支）已十二年，每因吃飯咀嚼而引發右側面部劇痛，近五年只能吃粥和鹹菜，全身顯著消瘦、乏力，不能勞動。

她初期曾用針灸、中西藥物治療三年多，療效不理想，後用封閉療法（藥物注射）治療疼痛，好轉二年，後因工作勞累而又復發，病情再度加重，十分痛苦。她的右側面頰皮膚粗糙，膚色灰暗，表情痛苦。發作時面肌緊張，用手按撫即流淚。頸部僵直，不能活動自如，伸屈明顯受限。後來請治脊專家治療。

醫生診斷

觸診後，發現患者的頸椎第1～3節為混合式錯位，第3、4節滑脫式錯位，X光片與觸診相符，並第5、6節椎間盤出現中度變性、第5節椎體後緣、第4、5節前沿有呈鳥咀狀的骨質增生，確診為頸椎退變及頸椎多關節多類型錯位。

治脊方案

治脊療法分二步進行：第一步，以徒手正骨推拿的緩慢復位法，調理頸椎第1～3節的混合式錯位，並加強活血舒筋手法，改善頸椎僵直狀況，配以針灸和頸後部微波治療，每日一次，五次後頸部活動功能改善。第二步，改用快速復位的正骨推拿法，以拐角搬按法，矯正第2節混合式錯位，再用仰頭搖正法調正頸椎第1、2節後，即以牽引下正骨法為重點手法，糾正第3、4節滑脫式錯位。正骨後用牽引療法，以18公斤牽引力，持續牽引10分鐘，配合熱療，以紅光照射頸背，每日一次，二十次為一療程。經八次治療後，右側上頜部劇痛漸次緩解，觸摸面部也不會誘發劇痛，停用止痛藥。

第一期療程結束後，停治一個月，再開始第二期療程，仍以牽引下正骨法為主治法，輔治法選配微波治療頸後部，改善脊髓深部血循環，加用捏脊療法，並教其練習郭林新氣功的慢步行功，以加快整體體質的康復。患者按此方案治療六次後，三叉神經痛不再發作，飲食恢復正常，體重回升。治癒後，隨訪十年未再復發。

特別提示

十二年以來，患者均是無枕仰臥，每晚只能斷斷續續睡三、四小時。為糾正她的頸軸反張，治脊初期建議她改用保健枕，但她一時不能適應，專家便用毛巾捲成直徑8厘米的"筒形枕"，等她適應了才改用保健枕，並囑她養成正確睡姿。

病因分析

三叉神經痛與頸椎病的關係

三叉神經痛，常發生在成年人身上，以 40 歲以上的中、老年人為主，女比男略多。大部分患者會先發生一支三叉神經痛，此後發展為兩支甚或三支，多為單側發病，右側面部比左多，很少雙側面部同時發病。重症者常因洗面、刷牙、進食吞咽，說話而誘發劇痛。疼痛發作前多無預感，突然發作又會突然停止，不發作時可恢復到正常狀態。

三叉神經痛分為原發性和繼發性兩類。原發性三叉神經痛的病因，至今尚不明確，醫學界對病理方面意見分歧仍大，有人認為三叉神經半月節和感覺根內均難找到特殊的病理變化；亦有人發現在半月節可見炎症，和動脈粥樣硬化（血管內出現脂質沉積物）的病理改變；個別研究發現這是由於三叉神經有部分包裹着神經元、有保護和絕緣作用的髓鞘缺失或破壞（稱"脫髓鞘"），但對引起這些病理變化的原因亦未明確。

有人認為，三叉神經痛是一種感覺性癲癇，其發放部位可能在三叉神經脊束核內，曾有實驗將鋁凝膠注入貓的脊核中，引發貓的面部感覺過敏反應。

在脊椎病因研究中發現，三叉神經痛與頸椎退變、椎間關節錯位相關，屬脊髓型頸椎病的相關性疾病。三叉神經脊束核，由延髓（在顱內）至頸髓（在頸椎內），若受到頸椎病如骨關節錯位、椎間盤突出的直接刺激和擠壓，或慢性的缺血性損害（因椎動脈對脊髓內供血不足），引發三叉神經過敏表現。經脊椎相關病因研究，證明第1～4節椎間關節錯位（或椎間盤突出），能引發三叉神經痛。

治脊療法適用於原發性患者。專家經臨床研究證明，原發性三叉神經痛與頸椎病相關。這些患者多因外傷、過度勞損，或由於頸椎退變加重了原有的受傷情況，其中以上段頸椎關節錯位者多見，因頸椎病損害到頸髓內的三叉神經脊束核，導致三叉神經發炎和退變。只要將其錯位關節復正，並消除無菌性炎症後，便能治癒三叉神經痛。

健康忠告

三叉神經屬於腦神經，出顱後分佈在面部，第一支為眼支，疼痛在額部和眼部，第二支為上頜支，疼痛在鼻部至耳前面部，第三支為下頜支，以牙痛和下頜痛多見，因此不少患者被誤診為是牙根尖炎，而將牙齒拔除。為免受誤治之苦，患者應請醫生作全面檢查，以查明病因。

三叉神經痛患者，應先由神經科及五官科進行檢查，排除是"繼發性的三叉神經痛"，再按頸椎病進行診斷，確定頸椎退變、椎間盤突出的位置和錯位的類型，以制訂治脊方案。

簡易自療法

患者可以單杠懸吊和自我頸椎牽引法，作為鞏固療效的治療。

▶ 第12節

老年性肩周炎

肩周炎俗稱"凍結肩"，好發於50歲左右的中老年人，故也叫"五十肩"。目前，肩周炎的病因尚不清楚，由於肩關節 X 光片多正常，頸椎活動雖有輕度不適，棘突旁多無壓痛，故一般認為與肩周圍的組織退變、損傷或受風寒濕有關，此前亦未認識到與頸椎病相關。

個案實錄

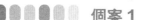

個案 1 陳先生，53 歲，公務員。他患了右側肩周炎已五月餘，三角肌（在肩部外側）開始萎縮，肩關節發涼、怕風，活動能力明顯受限。

陳先生被右側肩周炎弄得不勝其苦。他在五個多月前出差，早上起床穿衣時，右側肩膀疼痛，活動時感到肩內的筋似被刀割一般疼痛，以為是搬行李時扭傷的。他曾到幾家醫院診治，吃了很多中西藥，也做了肩部推拿和理療，未明顯好轉，病情逐漸加重，右肩活動範圍越來越小，睡覺常會痛醒。近來不只肩痛，夜裏常覺右臂或右手麻痛，怕風吹、怕空調，遇寒痛即加重。陳先生抱着試試看的心情，找治脊專家診治。

醫生診斷

專家檢查他右肩的功能：向前上舉只有95°、外展（向外抬起）50°、右臂後伸活動受限，右拇指只觸及臀部。當患者勉強加大活動度，右肩就似撕裂樣劇痛。頸部亦僵硬，有時酸痛，患者表示，有時低頭工作不到一小時，左後頭部脹痛不適。

經觸診檢查，發現患者頸椎有明顯的偏歪錯位，尤以頸椎第6節橫突向左後旋轉，第2節和第5節偏右後。X光片顯示，頸軸變直，第5、6椎間盤退變狹窄，並有骨質鳥嘴樣增生，偏歪跟觸診相吻合。

治脊方案

經頸椎正骨推拿和牽引下正骨法為主治法，配合在頸肩部位以熱療（紅光）、針刺為輔治法十次後，疼痛明顯好轉，活動度逐漸改善。患者信心倍增，第二階段繼續治脊療法，增加肩關節功能康復運動。一個月後，症狀完全緩解，肩關節恢復正常活動已無疼痛，停止治療，隨訪一年未再復發。

⬛⚫⚫⚫⚫⚫⚪ **個案2** 王先生，62歲，工程師。因左側肩部疼痛，活動出現障礙已兩個月。

王先生表示兩個月前，在無明顯誘因的情況下，一天早起洗面梳頭舉手時，覺得左肩部肌肉疼痛，活動時疼痛加劇。此後，夜間疼痛最明顯，為免痛楚而減少了肩部活動，約半月後，肩部活動範圍：左肩前上舉80°，外展60°，左手後伸20°，拇指只能觸及左臀部。當地醫院診斷他患上肩周炎，曾給予局部麻藥加抗炎藥作左肩部封閉療法，疼痛症狀一時緩解，後用針灸及肩周推拿治療，疼痛減輕，但病情仍不穩定，肩部疼痛和活動受限逐漸加重，且出現左肩臂部肌肉萎縮。後來找治脊專家診治。

醫生診斷

為患者拍攝頸部 X 光照片，顯 2 示頸椎第 6、7 節椎間隙變窄，第 5、6 節左側椎間孔變形狹窄約 1、2，椎間孔前壁（鈎椎關節錯位），後壁（後關節錯位）均突入椎間孔內。觸診檢查，頸椎第 6 節右側橫突向後旋轉錯位。

治脊方案

以"牽引下正骨法"治療，糾正第 6 節左側鈎椎關節前旋錯位為重點，配合超短波在頸後部和左肩部治療，指導患者做肩部的功能鍛鍊，治療十次，患者肩部疼痛明顯減輕，左肩部活動度也明顯改善。二十次治療後，左側肩部疼痛消失，左肩關節比治療前靈活，已可觸及胸椎中部位置，除後伸內旋仍輕度受限外，其餘均已正常，同右肩一樣，治療告癒。

個案 2 劉先生，53 歲，公司職員。因出差搬動重物後，次晨起床時，雙側肩痛，活動受限，當時自行活動後似有好轉，但此後每夜均會痛醒。

劉先生到當地醫院求診，雙肩關節的 X 光片未發現異常，診斷為雙側老年性肩周炎，服用中西藥物，並接受多種物理治療已八個多月，但情況仍無改善。整日坐着，臥床時疼痛加重。近三個月，雙側上臂也受影響而疼痛起來，仿如刀割，難以忍受，只好放慢活動以減輕劇痛。幾個月來，即使加大服用安眠藥和止痛藥的劑量，仍難以入睡。劉先生向治脊專家求診時，雙手不能活動，生活已無法自理，十分痛苦。

醫生診斷

經檢查，發現患者頸椎第 3 ～ 6 節左右兩側橫突前側，按壓時均有明顯壓痛，中、後斜角肌緊張，呈索狀硬結，頸部活動左右側屈明顯受限，轉頭及伸屈活動輕度受限。雙側肩關節廣泛性壓痛，右側三角肌輕度萎縮。從側位的頸椎X光片，可見頸軸變直，第 4、5 節向前滑脫式錯位，第 5、6 節椎間隙輕度變窄，並輕度骨質增生；從45°斜位的X光片，可見左右雙側的第 4、5 節椎間孔均已變形變窄（<1/2），鈎突變尖，第 6、7 節右面的椎間孔前壁變形，屬於鈎椎關節錯位。從正位片可見頸椎第 5、6 節側擺錯位。

治脊方案

採用治脊綜合療法，分兩期進行。第一期療程：以正骨推拿療法中的牽引下正骨法為主（用 20 公斤重力牽引），輔以熱療，以紅光照射後頸、雙肩關節，每次共 40 分鐘。

進行了第一次治療當晚，患者改用保健枕，可臥床睡眠，但仍痛醒多次；治療三次後，劇痛改善，可以自行洗面、吃飯等；治療十次後，開始做肩關節功能鍛鍊；二十次治療後，雙肩疼痛消除，關節活動範圍由治療前僅上舉30°，增至治療後的 65°，外展幅度由左15°、右20°增至左45°、右60°，雙臂後旋（後伸加內旋）時，拇指由原來只可觸及臀部，恢復到能觸及腰椎上段，檢查頸椎錯位已糾正。

休息五天，開始第二期療程，改為隔日治療一次，加用推拿手法鬆解雙肩肌腱黏連硬結部，繼續體療鍛鍊。第二次療程進行了二十次，雙側肩關節功能恢復至正常範圍：前上舉165°，外展90°，雙臂後旋時，拇指更可觸及胸椎中段位置。劉先生自覺頸和雙肩的症狀完全消失。復診時，頸椎X光片顯示雖退變情況同前，但因關節錯位已基本復正，臨床治癒出院。隨訪三年無復發。

病因分析

肩周炎與頸椎病的關係

經專家研究證明，老年性肩關節周圍炎，是一種特殊類型的頸椎病。如頸椎已發生早、中期退變，處於椎間失穩狀態下，患者因外傷或端提、背、舉超重物件，或因低枕側臥、抱肩扭頸、高枕仰臥、俯臥扭頸等不良睡姿的誘發下，逼使頸椎第4～7節到胸椎第1節之間，某頸椎的鈎椎關節前旋錯位，或混合式錯位，患者在熟睡中或睡醒後，出現頸部不適和肩部活動時疼痛。

這種頸椎錯位與其他類型不同，因它只引起椎間孔"內口"變形狹窄（從頸椎斜位X光片，可見椎間孔前壁鈎突錯位），刺激或壓迫神經前根和交感神經為主，重症者則為全孔變窄。鈎突有骨質增生者，症狀更重。按頸椎病因診治，療效顯著。

自我判斷

檢查時，相關斜角肌痙攣形成索狀硬結、該椎橫突前方處有明顯壓痛。

健康忠告

簡易自療法

1. 在繁重體力勞動後，肩關節有不適反應時，可進行頸椎牽引（器械牽或手法牽端均有效）、頸部熱敷等簡易自我治療，可避免肩周炎的發病。

2. 已發生肩周炎的輕症患者，可先做頸保健功，再做頸椎牽引和頸肩部熱療（紅光燈照射、場效應或超短波電療，或針灸治療），中西藥物有一定的消炎、止痛作用。

3. 治癒後，繼續作肩關節鍛鍊。

   經一星期的自我治療無效，應及早請專科醫生診治。

預防貼士

1. 預防老年性肩周炎，最重要是應用保健枕和糾正不良睡姿。愛側臥的中老年人，左、右兩側均衡地側臥為佳，注意糾正抱肩、扭頸、仰頭等的不良睡姿。60 歲以上的老年人，側臥時可用小型枕頭將下方的手托起，減少扭肩幅度，均有預防功效。

2. 其次是防外傷、肩部受寒，工作過勞等。

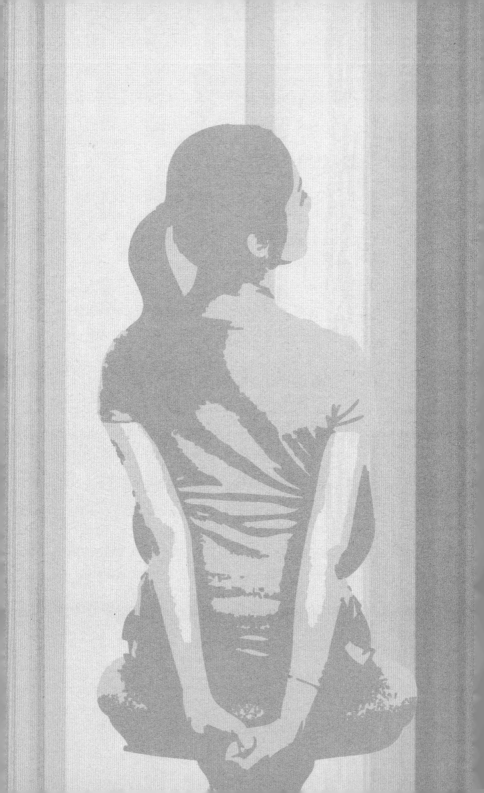

第三章

頸椎病的防治

　　頸椎病是一種疑難慢性病，由於病情複雜、症狀多多，診斷和治療有一定的難度。雖說人生一世，難免罹患幾次頸椎病，經過研究證明，只要對頸椎病有初步認識，就能化繁變簡，加強預防，大大降低發病機會。或在發病初期，或在頸椎病復發時，先用簡易的自我治療方法，爭取及早治癒，防止其加重。自我治療 3～5 天內未見好轉者，應即請專科醫生診治，以免延誤治療。

　　本章以簡明易懂的方法，先讓大家明白頸椎病的基本知識，有助預防頸椎病和進行自我治療。

▶ 第 1 節
頸椎的實用解剖和生理知識

脊柱是人體的"棟樑"，是四肢活動的中軸支柱。頸椎承擔頭頸、肩背的負重，支撐上肢和頭部的頻繁活動；全身的神經傳導，是沿着頸椎椎管內上行下達，血管（椎動脈、椎靜脈）穿行其間，暢順的血液循環，保證顱腦內、頭、頸、面部的血氧供應。頸部的交感神經，支配頸、腦、五官及上肢的血管舒縮、腺體分泌、心律調節等，還有與之聯繫的肌肉和軟組織。由此可見，保持頸椎功能正常，是保健的重要一環。

頸椎的結構特點

正常人有七節頸椎，由上而下計，頸椎除第 1、2 節形態特殊外，第 3 至 7 節形態近似。為保持人體重心與脊柱運動功能，嬰幼兒發育到會坐時，脊柱會逐步形成自然的弧度，謂之"頸椎生理弧度"，從側面看，七節頸椎的排列如拋物線的前凸。

每節椎骨有椎體和椎弓兩部分（環椎例外），椎體在前，椎弓在後，中間稱為椎孔，是脊髓的通道。每節椎體之間，由稱為"椎間盤"的軟骨結構相連（只有第 1、2 節頸椎之間無椎間盤）。椎間盤由纖維環和髓核組成，纖維環在發育過程中，逐漸形成前厚後薄，這就是頸椎前凸的原因（外傷時，後方較薄的纖維環容易破裂，容易導致椎間盤突出）。

頸椎兩側有一對橫突，橫突中有一孔，謂之橫突孔，是椎動脈和椎靜脈的通道；橫突後方有一對骨突，叫關節突。上下相鄰頸椎的關節突，構成左右兩個後關節，近似水平位，使頸

脊椎生理曲度的形成

(1) 原發彎曲——初生兒只有背曲
(2) 繼發彎曲——會坐爬時頸曲形成
(3) 脊柱生理曲度——會站走時形成腰曲

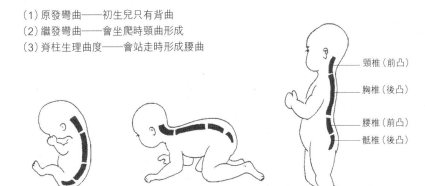

頸椎（前凸）

胸椎（後凸）

腰椎（前凸）

骶椎（後凸）

脊柱的頸椎部分

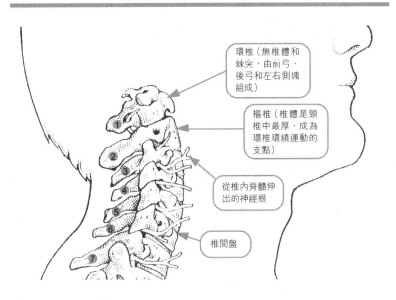

環椎（無椎體和棘突，由前弓、後弓和左右側塊組成）

樞椎（椎體是頸椎中最厚，成為環椎環繞運動的支點）

從椎內脊髓伸出的神經根

椎間盤

頸椎結構圖

第3～7節頸椎構造大致相同，特點是：一個椎體，有九個骨性突起，以利肌肉附着。

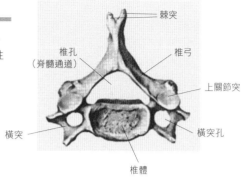

棘突

椎孔
（脊髓通道）

椎弓

上關節突

橫突孔

橫突

椎體

椎的生理活動功能（前屈後伸、左右側屈、左右旋轉），比胸、腰椎更靈活。頸椎椎體的後外側有一對鈎突，與上一椎體形成鈎椎關節，加強了椎體中軸的穩定性。加上強健的韌帶，與椎間連接的軟組織，將頸椎約束在一定的活動範圍內，因此，正常人的頸椎活動功能，是較穩固且安全的。

頸椎的連接和相關組織

椎間的韌帶和肌肉軟組織（俗稱"筋"），簡單的記法是——"三長"、"五短"。"三長"，是指三條長韌帶，從頭到尾貫穿整條脊椎骨，分別是前縱韌帶、後縱韌帶和棘上韌帶；"五短"，是指五種椎間連接的軟組織，每兩節頸椎間均有：一個椎間盤（除第1、2節椎間之外）、左右側的後關節囊、椎板間的黃韌帶、棘突間韌帶和橫突間韌帶。

強健的韌帶，與椎間連接的軟組織，能保證每節椎骨在一定範圍內活動，又能將其約束在安全範圍內（即生理活動範圍）。但當某些原因導致它損傷、鬆弛時，該椎骨之間的活動度就不受約束，超出正常範圍，稱為"椎間失穩"，或"不穩"、"滑椎"。此時仍可正常生活，但易感疲勞。

椎間關節及連接

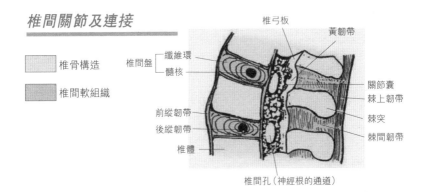

椎骨構造

椎間軟組織

椎間盤 ─ 纖維環
      └ 髓核

椎弓板
黃韌帶
關節囊
棘上韌帶
棘突
棘間韌帶

前縱韌帶
後縱韌帶
椎體

椎間孔（神經根的通道）

頸椎的生理功能

　　椎間盤是脊柱運動的中軸，是各頸椎椎體之間的微動關節。椎間盤具有黏彈性，頸椎在伸屈、側屈和旋轉活動時，椎間盤纖前後側纖維環的高度隨之變化，在承擔頭和上肢的載荷時，有吸收載荷能量和抗震作用，從而防止或減輕對頸椎的損傷。

1. **枕環關節**：是頭顱與環椎之間的關節，主要是點頭和仰頭功能。

2. **環齒關節和環樞關節**：是環椎和樞椎之間的關節，主要是轉頭功能。

3. 第 3 ～ 7 節的各頸椎間，左右兩側各有一對鈎椎關節（微動關節），偏後側方有一對後關節（又稱為"關節突關節"），與枕環、環樞關節共同完成伸屈、側屈和左右旋轉活動。

▶ # 第 2 節

頸椎病的病因和病理發展

頸椎病是一組症候群。隨着發病的頸椎節段不同、關節錯位的類型不同，骨性壓迫或炎症刺激不同，受到頸椎病損害的神經、血管或脊髓不同，發生的症狀差異很大，故稱為"頸椎綜合症"，簡稱為"頸椎病"。

傳統的臨床症狀分型法和新的病因分型法

一直以來，頸椎病被認為是老人病，是由於頸椎的椎間盤發生退行性變(椎間隙變窄或椎間盤膨出)，骨質增生而直接或間接刺激或壓迫到神經和血管，或傷及脊髓。傳統的臨床分型法，是根據症狀不同，分為：

1. 神經根型：頭頸肩手麻木、疼痛。

2. 椎動脈型：頭昏、眩暈、暈倒（即醒）。

3. 交感型：眼耳鼻喉過敏症、怕風怕冷、出汗異常、失眠心悸等。

4. 脊髓型：四肢或一肢癱瘓或下肢軟弱、踩棉花感。

5. 混合型：多樣症狀均有。

現在新的認識：頸椎病不只是老年病，在人生各個年齡段均可發生。專家曾對1710個頸椎病例進行病因統計，證明傳統的認識不夠全面，由骨質增生致病的，確實是老年性頸椎病的病因之一，但只佔少數（佔 18.9 %）。

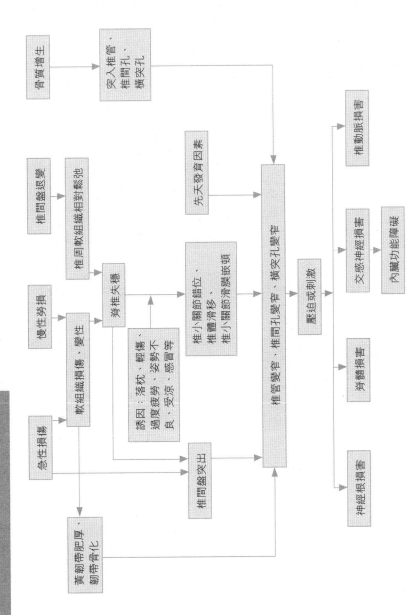

頸椎綜合症的病因、病理示意圖

研究結果，統計導致頸椎病發作的主要病因如下：

分型	骨關節損變型	關節功能紊亂型	軟組織損變型	混合型
病因	• 頸椎骨質增生 • 椎關盤變性（退化）	椎間關節失穩錯位：急性外傷致椎間盤突出、關節錯位；椎間盤變性致韌帶相對鬆弛；椎間韌帶、關節囊勞損等。	椎周軟組織（創傷或炎症後）硬變，壓迫神經、血管。	起因兼有兩型或三型者： • 椎間肌肉勞損變性，肌力失衡。 • 體質弱、內分泌失調等。
佔百分比	18.9%	42.12%	2.05%	36.93%（注：此型兼有關節錯位者，合共79.5%）。

此外，頸椎的先天性畸形也是較易發生頸椎病的原因。常見者有椎管狹窄，棘突假關節、椎體融合、頸肋（參見第二章第10節個案1）、顱底凹陷、椎動脈溝環等。這種畸形的存在，是與生俱來的，一般不會有病狀，當患上頸椎病時，在檢查中才被發現。雖畸形並非病因，但這些人因代償能力下降，一旦有小的關節移位，往往比正常人容易和早些出現頸椎病，並加重病情或增加治療的難度。

研究結果證明，用新的病因學診斷頸椎病，大大提高了治癒率，並證明人在各年齡段都可發病，有人認為是頸椎病年青化的問題，實際上是診斷標準問題。新的病因學認識到：嬰兒多因產傷，可引致斜頸、腦癱；兒童在頸椎外傷後，引發腦供血不足或交感神經受損致病者，成為臨床上的疑難病症者不少；青少年主要由急性外傷而起病（椎間盤突出或椎關節錯位）。若能按新的病因學，修訂頸椎病的診斷標準，就可將繁化簡，造福於廣大病患者。

先天椎體融合（側位片）

這情況較易引起椎體失穩及相鄰關節發生錯位。

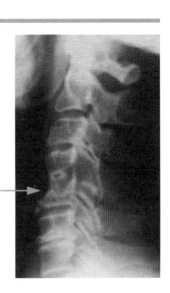

第4、5節因椎體先天性融合，導致 C3、4 椎間失穩，C3 向後滑脫錯位。

雙側椎動脈溝環（側位片）

在環椎兩側後弓上方有椎動脈溝，椎動脈出了橫突孔後就轉向在溝中行走。椎動脈溝環是指在椎動脈溝的上方長有骨性的環（分單側、雙側、全環、半環）。如果溝環形成的 "孔" 較小，在頸椎錯位的椎動脈被扭曲時，椎動脈的代償能力下降（正常人的椎動脈溝上有富彈性的筋膜覆蓋），比正常人容易引起頸性眩暈。

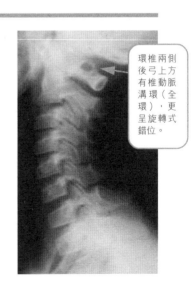

環椎兩側後弓上方有椎動脈溝環（全環），更呈旋轉式錯位。

　　頸椎病的病因病理，可分為原發和繼發兩部分，分述如下：

1. 原發病因病理的發生和發展

1.1 椎周軟組織損傷

　　這是全部頸椎患者的原發性病因，是病理變化的起點，可分為慢性勞損和急性損傷。

　　1.1.1 慢性勞損

　　　a. 姿勢不良：不正確的工作姿勢如聳肩、駝背、頸部扭屈過度、過久；生活姿勢如坐姿不良、站姿不良、臥姿不良（枕頭太高、太低，使頸過度扭屈、俯臥習慣）。

　　　b. 重複輕傷：及時糾正不良姿勢、外傷治療適當可痊癒。未及早治療，發展下去導致軟組織鬆弛（用手指彈撥時有摩擦音，頸部活動時，自己可聽見有響聲）。若治療不當或勞損繼續發展（退變發展），形成軟組織纖維性變，或韌帶鈣化（觸之有索狀硬物，並可推動，從 X 光片可見鈣化點）。

　　　c. 無菌性炎症（疼痛不適）：慢性勞損的軟組織，會造成局部血循環障礙，手觸摸局部皮膚溫度降低，怕風、怕冷或酸痛不適；或引發肌肉痙攣而抽筋疼痛，或會不自主的肌跳，繼而神經營養不夠，久之會發展為肌萎縮。

　　1.1.2 急性損傷

　　　即頭頸外傷引致椎關節錯位損傷和軟組織的撕裂傷、扭傷。這是青少年頸椎病的常見病因，亦是中老年人頸椎病的發病誘因。頭頸的急性損傷極易引發椎間盤突出、膨出；急性損傷會發生局部水腫，或因出血形成血腫。治療適當可痊癒，治療不當，創傷修復不良，導致頸椎失穩，成為頸椎退行性變的起點，發生較重的頸椎病。

1.2 椎間盤變性

這是中老年患者的頸椎病的主要病因和病理變化。從頸椎的X光(側位片)可見頸椎間的空隙變窄。椎間盤變性可分為三期：

1.2.1 早期

兩節頸椎之間的椎間隙輕度變窄。椎體前緣或後緣或鈎突部有輕微骨質增生（又稱"骨刺"、"骨贅"或"骨唇"），此期韌帶鬆弛、椎間失穩，容易發生關節功能紊亂，常發生落枕或關節錯位而引發頸椎病（即關節功能紊亂型）。患者常有頸部不適、容易疲倦。

1.2.2 中期

椎間隙明顯變窄，骨質增生較明顯，此期韌帶鬆弛、變性或鈣化（硬化）。CT、 MRI檢查可見椎間盤損傷（老年性膨出、外傷性突出），椎間失穩加重，容易引發椎關節錯位，發展成頸椎病（骨關節損變型或退變並錯位的混合型），易併發肩周炎、網球肘（肘關節外側疼痛）等。

1.2.3 後期

椎間隙顯著變窄，骨質增生已形成骨橋，椎間關節重新穩定，如果骨刺不傷及神經和血管，多無病狀出現。倘若骨質增生、椎間盤突出直接傷及神經、血管或脊髓，將成為重症頸椎病，經非手術的療法治療無效，需用手術治療。

以往認為老年人因脊椎退變才會導致椎間盤變性，近年不少學者經過研究證明，青少年因急性外傷，也會導致椎間盤上下側的透明軟骨板破裂，使該椎間盤提前發生退變（如出現骨質增生）。專家曾對100個正常人的頸椎X光片進行研究，分為五個年齡組，每組20人，發現各年齡組別人士的頸椎都有骨質增生，年齡越大，個案越多。有增生但無不適症狀，亦屬"正常人"，稱"代償期"。青少年的骨質增生是受過外傷而提早退變的結果。

頸椎骨關節或椎旁軟組織在損傷後，如能及時進行自我治療或請醫生治療，均可痊癒或減輕病情，不會發展成頸椎病。只當病情繼續發展到繼發性病理階段，進入"失代償期"，才是頸椎病的發病階段。

2. 繼發性病理過程

在椎骨孔道間穿行的神經和血管很多，在正常情況下是很安全的。但患頸椎病時，多種病因使這些空間變形變窄，神經和血管受壓迫或扭屈，引致受傷發炎。由於不是神經、血管本身受細菌感染發病，而是骨關節病理變化引起的，叫"無菌性炎症"。神經、血管損害是骨關節病理變化引起的，故屬繼發性病理過程，分為以下四類：

2.1 神經根損害

受壓迫或扭屈的神經根，引發神經根炎（無菌性），會沿某一支神經支配區的肌肉或筋膜疼痛（嚴重者呈燒灼性痛）；傷及運動神經時，會發生運動功能障礙、某塊肌肉無力或不自主跳動等；神經根被壓迫嚴重或受壓過久，會麻木或癱瘓。

2.2 椎動脈損害

這將影響腦和脊髓的供血不足。輕者缺血，出現頭昏、眩暈、昏厥、頭脹等症狀，重者發展到腦和脊髓血循環障礙，發展成腦萎縮或脊髓變性。

2.3 脊髓損害

脊髓損害：有間接傷害和直接傷害兩種情況。間接傷害是由椎動脈損害引發脊髓缺血，長期缺血部位的脊髓變性，導致肢體無力、運動障礙;直接傷害是因脊髓直接受壓,導致缺血而壞死,嚴重者出現高位癱瘓(上肢癱、偏癱、四肢癱)。

2.4 交感神經損害

頸椎橫突移位會刺激頸椎旁的交感神經節,或因關節錯位傷及椎管內的交感神經,交感神經受刺激,會引起失眠、多汗、眼瞼跳、心悸、上肢或面部充血(漲紅)或缺血(蒼白)等病症;若傷及頸動脈竇,導致血壓波動。

小結:1. 肩部軟組織勞損,是頸椎病的發病基礎。

2. 椎間關節失穩而錯位,是頸椎病反覆發作的主要原因。

3. 椎間盤變性併發椎關節錯位,是老年人頸椎病發作的主要病因。

4. 骨質增生及椎間盤膨出,患者在"代償期"並無不適,若不採取預防使病情進入"失代償期",是老年人頸椎病加重的常見病因。

5. 青少年的頸椎病均由外傷而起。

▶ 第 3 節

頸椎病的常見症狀和自我診斷

讀者可透過以下方法先作自我評估。如需進一步確定是否患上頸椎病，必須向專科醫生求診。

方法 1　確定受損的頸椎組織

下表是按臨床症狀分類的頸椎病類型，從表中查找你的症狀，以確定受損害的組織。

頸椎病的臨床症狀

受損部位	頸神經根受損	椎動(靜)脈受損	頸交感神經受損	脊髓受損
臨床症狀	• 頭、頸、肩上肢的定位性疼痛。 • 上述部位感覺異常：麻木、針刺、灼熱、冷感。 • 頭、頸、上肢關節運動功能受限（運動障礙）。 • 肩、上肢、手、頸部肌肉萎縮。 • 肌肉痙攣：頸、面、肩臂個別肌跳、肌抽搐、呃逆等。	• 頭昏，眩暈，昏厥，頭脹。 • 眼睛易疲勞、耳鳴、失聽。	• 上肢震顫。 • 視力模糊、眨眼、眼瞼下垂。 • 鼻塞過敏、吞咽困難。 • 頑固失眠、多夢易醒。 • 心跳過速、心悸、類心絞痛、血壓波動。 • 排汗異常、皮膚過敏。 • 上肢血管調節異常：充血或蒼白。	除神經根症狀外，還出現下肢無力、發僵、跛行、踩棉花感、單癱（指左側或右側癱瘓）、截癱（指身體某一平面以下癱瘓）、四肢癱瘓、高位癱瘓者（指頸椎部位）有呼吸肌麻痹，會危及生命。

例如： 你的左手麻痛，在表中屬"神經根受損"症
狀，說明頸椎病已損害了神經根；你有頭
昏或頭脹，在表中屬"椎動脈受損"症狀，
說明頸椎病損害的是血管，如此類推。

方法2 頸椎活動度功能試驗

這項試驗，可知道發生關節錯位的部位和錯位類
型。

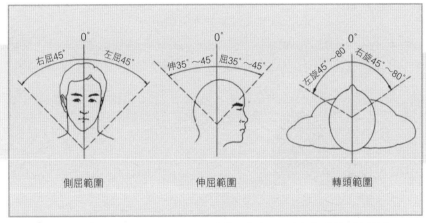

頸椎正常的運動功能包括：伸屈、側屈和轉體，圖中可見頭部運動的安全範圍。

活動頸部時，痛處就是發病的部位，以活動受限制
的方向判定錯位類型，最好可以做記錄，例如：

- 頭向左（或右）轉受限，屬旋轉式錯位。
- 向兩側屈受限，屬側彎側擺式錯位。
- 仰頭低頭受限，屬滑脱式錯位。
- 多方向活動受限，屬混合式錯位或椎間盤突出
  症，或頸椎病的急性炎症期。

| 方法 3 | 檢查頸椎棘突兩旁的壓痛點 |

頸椎的棘突兩旁,即頸後中線外開兩橫指處。觸壓時感到疼痛的位置,即為壓痛點。自我觸診可採坐位或仰臥位進行。

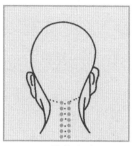

棘突旁的壓痛點

3.1 坐位自我觸診

1. 用雙手中指,在頸椎兩側順耳背後方,手指輕觸及頸椎骨(棘突)的後方。
2. 左、右手同步由上而下逐節(共7節)觸摸,感到隆凸有壓痛處,即是發病頸椎關節。(下二圖)

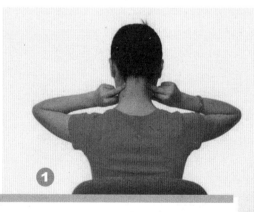

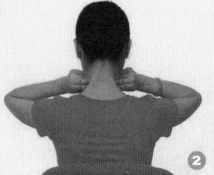

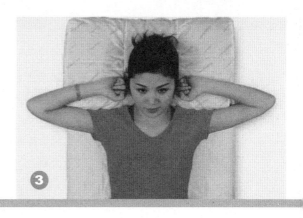

3.2 臥位自我觸診

仰臥在保健枕上，正面向房頂，頸部放鬆。
檢查方法同坐位。（上圖）

方法4 **檢查頸後部椎旁軟組織（皮下）勞損點**

用手指在頸椎附近拔觸（上下揉按觸摩），出現摩擦
音處為勞損點（即有纖維性變），肌肉勞損發炎處有
壓痛，肌肉緊張壓痛為肌肉痙攣。頸椎失穩者，頸
部活動時會聽見“沙沙”聲或“滴得”彈響聲。

方法5 **查明發病誘因**

頸椎處於失穩狀態，尚未發病之前，即頸椎病的
“代償期”（潛伏期）。期間，患者可時有“落枕”發
作，或者勞累後頸背有不適感，應特別加以注意。
這時如遇某些誘因，即可急性發病。常見的誘因如
輕微扭傷、落枕、頸肩受涼，揮臂或扛、提重物
後，因長期低頭、仰頭、扭頸工作而過度疲勞時及
患感冒時。這是由於頸椎失穩後，易受外力或自身
肌力牽拉而致小關節錯位；或是由於關節在活動過

程中，因失去韌帶的約束力而超越正常的活動範圍。例如低頭時，某關節已超過正常活動範圍，抬頭時，關節不能還納原位而錯位。椎間盤變性的椎小關節，當受重力時，容易發生錯位（順關節斜面向後滑移）。椎間關節錯位，既使椎間孔橫徑變形或變窄，亦可致椎管縱徑（矢狀徑）變形或變窄，實驗證明（100個正常人的頸椎研究），椎間孔橫徑變形變窄，比正常縮窄三分之一時，可刺激神經根，頸部活動時便出現不適；比正常縮窄二分之一時，即直接壓迫神經根，使症狀加重。若頸椎多個關節發生錯位，便會導致在橫突孔通行的椎動脈扭屈而發病。

以上各種病理變化，又因每個人先天的椎管、神經根管的寬窄不同，使各人頸椎的代償能力大小有異。重視減少誘因發生，多可預防發病。

頸椎病的診斷，隨着發病機制的深入認識，而有所改進。主要問題在於不能着重於骨質增生和韌帶鈣化。現將診斷要點歸納如下：

1. 出現一項或多項頸椎病症狀（參見"頸椎病的臨床症狀"表）。
2. 頸部活動範圍有障礙。
3. 進行頸椎觸診，發現橫突、關節突、棘突出現偏歪，有壓痛，椎旁肌肉緊張或有硬結等。

患者情況如符合以上三項，即可試行自我治療（參見本章第5節），如無效，應盡快就醫進行以下五項診斷。

1. 接受頸椎放射檢查：包括 X 光片、CT、MRI 檢查（見附錄4），排除症狀是由骨折、脫位、結核、腫瘤等引起（以上症狀禁用手法治療）；從X光片找出致病的椎關節表現，如骨質增生嚴重侵入椎管、椎間孔、橫突孔或椎間隙變窄、椎體輕度滑脱等；從CT、MRI片可顯示椎間盤膨出或突出、後縱韌帶鈣化、黃韌帶縐折等，分析其是否造成脊髓受壓及損害程度。

2. 有椎動脈損害症狀的患者，可作腦血流圖，或MRI檢查。

3. 懷疑是椎間盤突出的患者，除做CT、MRI檢查外，可做肌電圖檢查。

4. 有腦部和脊髓損害或高血壓症狀的患者，先請專科檢查診斷，若無器質性病變者，可按頸椎相關性疾病治療。

5. 有眼、耳、鼻、喉症狀的患者，應先由專科鑑別診斷，若非因器官病變致病，可按頸椎相關性病症治療。

▶ 第4節

頸椎病的預防

預防勝於治療，是對付頸椎病的最有效方法。讀者對頸椎病有了初步認識，明白誘發頸椎病的各種因素，應由從日常生活做起，注意頸椎保健；而治療頸椎病，醫生的工作只佔60%，40%的工作是由患者配合完成（接受系統性治脊療法、防止誘因、加強練頸保健功等），才是治本之法。

1. 注意正確用枕

簡言之，仰臥時，枕頭如拳頭般高；側臥時，則是拳頭加上中指和食指的高度（枕頭高度的標準，詳見第一章第1節）。

枕頭不合生理高度，會引致頸椎變形，如椎關節側彎側擺式錯位，引起頸性頭痛、老年性肩周炎、或頸臂手麻痛等病症。隨着年齡的增長，因頸椎退變或遇到誘因令頸椎病發作時，才改用保健枕，則適應期較長。不如青年時就使用合規格的保健枕，使睡眠良好而精力充沛，更有效預防頸椎病。人到50歲，頸椎開始出現退行性變，更應使用保健枕。此外，無論家居或出外，都要注意枕頭是否適合自己。

2. 注意正確的睡眠姿勢

睡眠應以仰臥為主，左、右側臥為輔，俯臥是尤其有害的不良睡姿。老年人以側臥為主，仰臥為輔（詳見第一章第1節）。

符合生理標準的保健枕

此保健枕是經專家研製,以木棉為枕芯。以中國古代的長條枕為藍本,對頸椎起最好的保護作用——仰睡時枕頭邊緣呈圓形,保持頸椎的生理性弧度;側臥時枕兩端呈方形,比仰臥處略高,能填滿頸肩間的空間。枕頭的兩端高度,保護人在側臥時不會扭傷頸椎。

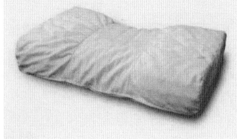

3. 注意正確的生活姿勢

無論坐、立、臥和各種活動,都要重視保持脊椎的正直,減少縮頸縱肩等不良姿勢,與別人談話、看書報和電影、電視時,要注意正面注視,不要過分扭屈頸部。如有不良姿勢或生活習慣(如枕頭不合、睡姿不良、超重勞動、過度疲勞、坐車瞌睡、工作桌椅高度不合、勞動姿勢不良等等),應設法盡早糾正。

4. 堅持練頸保健功

頸保健功是預防頸椎病的特效方法(做法詳見附錄1)。根據研究,頸椎病主要病因均為頸椎失穩。由此可見,恢復頸椎固有的穩定性,是能有效地預防頸椎病的發病或復發的。

頸保健功功效包括:自我復位、行氣活血、改善頸部和腦部的血液循環及興奮神經;仰臥挺胸法可鍛煉脊柱有關肌肉的肌力,增強脊柱正常耐勞功能,使椎間穩定性康復。頸椎病患者痊癒後，如能堅持練這套頸保健功者，均能達到預防復發的目的。

堅持在每天早上睡醒後（或早晚各一次），在床上練頸保健功，對睡眠中發生的輕微頸椎錯位，有自我復位作用。

5. 預防外傷

避免過早發生頸椎病，預防工作應從青少年時期開始，50歲前又以預防外傷最重要（包括嬰兒產傷）。當頭頸受到急性的意外撞擊、前俯後仰的揮鞭傷、搬扛重物頸側屈過度的擠壓傷，均極易引發頸椎結構性的損傷（骨關節錯位、韌帶損傷），以及導致椎旁肌肉扭傷或韌帶、關節撕裂性傷害，都是提早發生頸椎病的原因。

6. 預防頸肩背軟組織的慢性勞損

生活、學習、工作姿勢正確，就會大大地減少發生勞損的機會。因工作或學習需要，引發過度疲勞時，事後應重視補救，選用熱療（熱水浴最方便而效果佳）、平衡運動（見附錄 2 "頸部醫療體操"）和適度休息，使頸肩背軟組織得以康復。

如脊椎部位不慎受傷，應及時醫治，即使外傷痊癒後，應拍攝頸椎 X 光片，請脊椎專科醫師診察，若有椎關節錯位者，即使症狀不重，亦應及早復位，免留後患。若待病情加重時才治，椎周軟組織因傷患已畸形，癒合日久，軟組織黏連形成，復原難度增大。

50歲以上的老年人，頸椎退行性變必然會有，椎間盤退變使椎間隙變窄（這是人老了會變矮的主因），或發展為椎間盤膨出；部分椎體有骨質增生，少部分受損傷的韌帶鈣化了（可顯示於 X 光片、 CT 、 MRI 片）。這些生理和病理的變化，絕大部分屬於人體生理的代償範圍內，只要椎間關節不發生錯位，就可保持在代償狀態（健康狀態）。

7. 加強體格鍛煉

平日應多做運動如慢跑、快步走、倒向步行、健身操、游泳（自由泳）、爬山等為佳，最好每天運動半小時，否則至少每週1～2次，可加強骨骼和肌肉的耐勞力。老年人則應選擇不損傷頸椎的頸保健功、太極拳等。

8. 適量補充維生素 B

缺乏吸取維生素類營養物質，也易引發頸椎病。其中維生素 B 有助慢性頸背痛的患者增強神經、肌肉功能，增強抗疲勞的耐勞力。城市人的生活，尤其白領人士因工作繁忙緊張，體能消耗大，選擇食物過於精細，不能從飲食中補充維生素 B 類營養素，又因常飲啤酒、咖啡和奶茶類等利尿飲品，使此類營養素經排泄流失過多所致。維生素 B 可從進食粗糧或雜糧中獲得，也可選服複合維生素 B 片或多種維生素丸等。

9. 注意頸肩部保暖

天氣寒冷時，頸肩部受冷會引發頸椎病，因此要注意頸肩的保暖。老年人尤其要注意。

頸椎病患者治癒後，雖然症狀已消除，應繼續重視上述預防措施，以防止頸椎病復發。

▶ 第5節
頸椎病的自我治療

　　初發或輕症的頸椎病（關節功能紊亂階段）有自癒傾向，加上自我治療，可以迅速痊癒。若已患較重的頸椎病，經治療痊癒，或已明顯好轉者，自我治療能加速痊癒，亦為預防復發的有力保證。自我治療的方法有以下幾種，可選擇使用：

方法1　練頸保健功

　　起床時發現頸部僵硬不靈活，或覺頸肩部疼痛，立即平臥床上，將枕頭調整好，認真做一次頸保健功（做法詳見附錄1）。如時間緊，不能作全套功，亦可只作"仰頭搖正法"、"後頸功（拿捏後頸法）"，和"引身舒脊法"三個重點動作。

方法2　頸肩部熱療法

　　頸椎病初發，常以肌肉緊張酸痛為主，用紅光燈照射頸肩痛部（其他熱療法均可），每次 20 ～ 30 分鐘。無上述醫用儀器，熱水袋熱敷或艾灸亦可。

　　以上兩種方法同時應用最佳，前者是自我簡易復位作用，後者改善血液循環，緩解肌肉緊張，達到消炎止痛作用。

方法 3　體位復位法

上述兩個方法未能緩解頸痛時，可試用體位復位法。步驟如下：

3.1　取側臥位（頸痛側在下），將枕頭墊高 2~3 厘米（可用毛巾疊起），使頸椎側向屈曲 30°，目的是鬆解被夾住的軟組織。

3.2　將頭頸肌放鬆 5 ～ 10 分鐘後，輕而慢地轉動頸部（向上或作點頭狀活動）。如果頸痛減輕即為有效。如果反而更痛，就翻身，用相同方法試驗另側。

　　*注意：過程中不要睡着，以免發生"落枕"，誘發病情加重。

3.3　好轉後改為仰臥位（可取去加高枕頭的毛巾），用左右手交替按摩頸痛處，約 2 分鐘，改為捏拿後頸手法（頸保健功"後頸功"）及"仰頭搖正法"。

3.4　在頸痛處貼"消炎止痛膏"。

　　此自我復位方法，可作為不良工作姿勢的平衡運動。

方法 4　頸肌功能鍛煉法——坐式頸肩操

這套坐式頸肩操，適用於文員的工作間活動。

4.1　功法

　　4.1.1　伸屈頸練習：頭前屈（低頭）、後伸（仰頭）各 3 ～ 5 次。動作以慢為宜，每個動作都是回到中立位，再做下一動作（下同）。

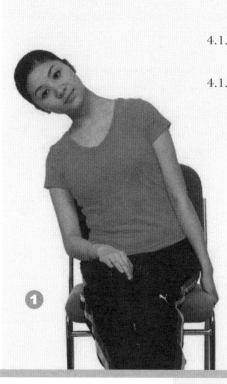

4.1.2　低頭轉頸看肩練習：左右
　　　　各 3～5 次。

4.1.3　側屈舒頸練習：左手拉椅
　　　　邊，頭用力向右側屈，如
　　　　法向左側屈，各2～3次。
　　　　（下圖 1 、 2）

側屈舒頸練習

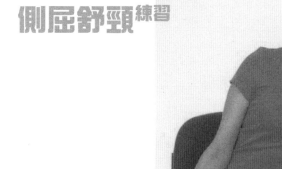

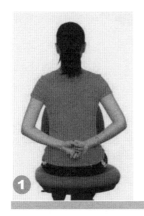 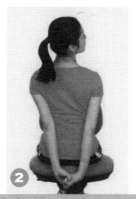 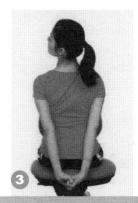

伸腰挺胸練習

4.1.4 伸腰挺胸練習（俗稱"伸懶腰"）：

i. 預備動作：雙手向背伸互握 *（上圖1）*。

ii. 伸腰轉頸：慢而用力作伸腰挺胸、仰頭、左右轉頸動作，做1～2次 *（上圖 2、3）*。

4.1.5 雙手交替拿捏後頸，各 10 次。

4.1.6 頭頸爭力：有如頭頂負荷重物時，頸部向上使勁狀，練 3～8次。

　　尤其當疲倦時，可快速做以上"伸懶腰"式的保健動作。

　*注意：45 歲以上的中老年人，多已有椎間盤變性，進行頸肌功能練習時，不能作大環繞的旋轉頸部的動作，以免加重椎間盤損害，或引起昏厥發作而昏倒。

4.2 練習要點

4.2.1 動作幅度大而有力，前屈頸時盡力將下巴觸到胸骨部（老年人量力而為，下同），到位後即行緩慢抬起至中立位，稍停，再將頸後伸至面向天，緩慢還原至中立位，稍停，再如法練習。

4.2.2 轉頸活動時，要求右眼看左肩，左眼看右肩。

4.2.3 側屈活動時，聳起同側肩部貼近耳朵，回到中立位稍停，再作右側屈位。

4.2.4 如練習某一動作中，有頭暈、頭痛、肩手麻痛時，暫停練習該項動作，可繼續練其他動作，如全部動作均有症狀出現，說明頸椎病已較重，需請醫生檢查，或請治療師治療了。

方法5　頸椎自我牽引法

中老年人多有椎間盤變性和骨質增生存在，自我治療中，應用頭頸牽引法作為頸椎保健或鞏固療效是有良好作用的。有以下幾種頸椎牽引法可選用：

5.1 自助式徒手牽引法

5.1.1 即頸保健功中的"引身舒脊法"，自我牽引力較輕，但很安全，適合保健用（做法詳見附錄1）。

5.1.2 床邊俯臥自我牽拉（做法見右頁圖）。

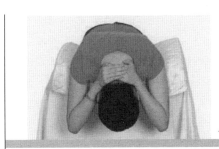

俯臥床邊
自我牽拉

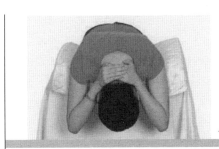

準備動作

①

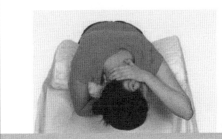

左轉頭

②

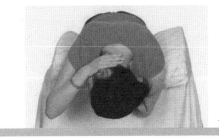

右轉頭

③

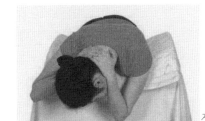

左右側屈

④

5.2 互助式徒手牽引法

患者需請家人或同事協助進行，適用於工作中突感頸部不適，或者在旅途中或運動時頭頸扭傷不適，此法有較好效果。步驟如下：

5.2.1 預備動作：仰臥於床枕上，協助者或坐或站於床邊，雙手抱住患者的頭。一手托其頭部後枕，另一手抱於下巴（右頁圖1）。

5.2.2 平牽動作：先沿頭頂方向"平牽"2～3下（右頁圖2）。

5.2.3 提牽動作：再將患者頭部從枕頭"提起"（小於40°）2～3下（右頁圖3）。

5.2.4 協助者兩手交換位後，重複上述牽引動作。

這種互助手牽引法，比自我牽引的作用力大，故協助者用力不能過猛過大，不能壓迫患者前頸部，更不要作大幅度的扭轉。

5.3 家庭簡易牽引器的應用

除以上人工牽引法外，需接受長期治療者，可到醫療器材商店購買簡易頸牽引器，安裝在家中走廊或門框上使用。簡易牽引器或家庭用牽引椅，適用於基本痊癒後，為了鞏固療效和預防復發。根據病情需要，在醫生指導下制訂方案，每日一次，或每月幾次自我牽引治療，與床上頸保健功結合應用，療效更佳。重症者應請醫師診治好轉後，再用家居治療較安全，70歲以上的老人，可改為臥式牽引，牽引角度由枕頭高度調節。

互助式
徒手牵引法

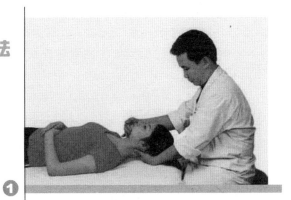

①

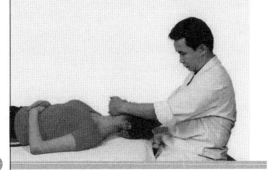

②

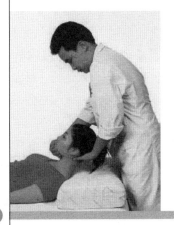

③

牽引方法如下：

5.3.1　患者面對牽引器，坐在靠背椅上，距離約 1 大步（40 厘米）。

5.3.2　將枕頜吊帶套好，重砣按病情調好，開始加重力牽引，牽引時頸部微前屈約 20 ～ 30°（由坐椅與牽引器距離決定此角度）首次牽引建議 8 公斤，5 分鐘，如果沒有異常反應（如症狀加重），第二次起可每次增加 2 公斤，時間增為 10 分鐘，如此類推，逐漸增至最佳的牽引重量 16 ～ 18 公斤，時間 15 ～ 30 分鐘。

5.3.3　牽引時可緩慢地將上身作前後、左右轉頭、左右側屈等輕鬆活動，活動幅度保持在 10 ～ 30°之間，每組動作可重複 3 ～ 5 次。

每日 1 ～ 2 次或每月 1 ～ 2 次，連續一週或至三個月為一療程。

方法 6　頸椎病的醫療體操（抗力運動）

對於頸椎病的治療，醫療體操在於增強頸背肌力、對恢復頭頸活動功能方面，起到重要作用，對於改善局部血循環，促進炎症的消退也有一定幫助，尤其適用於由軟組織損害而引起症狀的患者。

醫療體操一般配合牽引、推拿及其他物理療法等實施。在疾病進展階段，疼痛劇烈，應以靜為主，適當活動；在疾病的恢復階段，疼痛已明顯減輕後，應以動為主，積極進行醫療體操練習為宜（做法詳見附錄 2 "頸部醫療體操示範"）。

方法 7　頸椎病的中醫藥治療與食療

（詳見附錄 3）

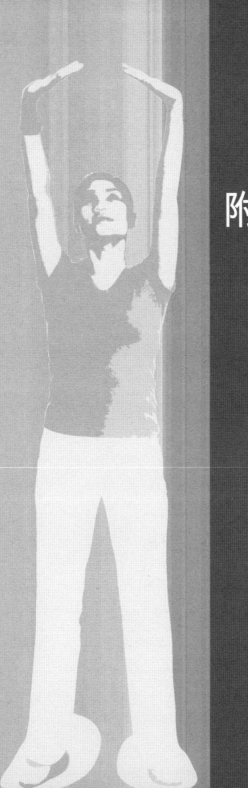

附 錄

▶ 頸保健功示範

堅持鍛鍊保健功，將會取得很好的療效，關鍵是持之以恆。此外，練功的時候，最好選擇在早晨或中午睡醒後。將枕頭平整好，即可按順序來做。連續做保健功三個月後，可改為隔日。

一、乾洗臉（仰臥）

1. 擦正面 10 次。
2. 擦側面 10 次。
3. 擦耳後 10 次。

將臉擦熱效果較好。如有頭昏頭脹，可加擦頭頂部。圖中箭頭表示運動和用力方向（以下各圖同）。

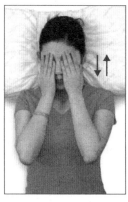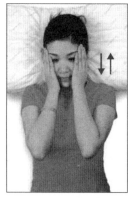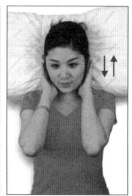

二、前頸功（仰臥，頭轉向對側）

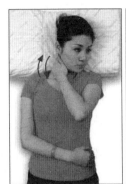
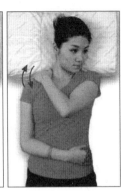

1. 擦前頸，左右各 10 次。
2. 拿肩井穴，左右各 10 次。

肩井穴又名膊井穴，位於肩上，在大椎（頸椎第 7 節與胸椎第 1 節棘突之間）與肩峰連線的中點處（參見第二章第 1 節）。

三、後頸功（側臥）

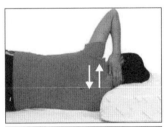
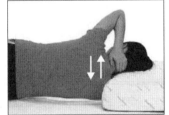
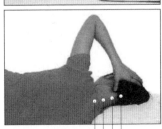

1. 擦後頸 10 次。
2. 拿後頸，上下移動抓拿 10 ～ 20次，可在痛處多拿。拿時頸肌要放鬆。
3. 點穴：在風池、天柱、新設和天鼎（參見第二章第 2 節及第 9 節），重複3次用拇指在穴位上按摩、點壓，有輕度酸痛即可。做完後翻身另側再做。
   ① 風池穴：位於頸後枕骨下兩側凹陷處。
   ② 天柱穴：位於風池穴下一橫指。
   ③ 新設穴：在天柱下一橫指。
   ④ 天鼎穴：位於頸外側，胸鎖乳突肌後緣處。

四、側臥抬頭

　　左右各做 5 次。做時用右手中指或左手拇指點按頸部痛處（右側臥時，如右圖。若左側臥時，則用左手中指或右手拇指點按），將頭抬起離枕，等頭放回枕後，手指放鬆。如果頸無痛處，亦可不按。做完後翻身另側再做。

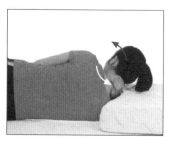

五、仰頭搖正法（仰臥）

1. 預備動作：做時左手托枕部，右手反掌托下頜。
2. 復位動作：如下圖。頭向右側轉並呈上仰位；頸部放鬆，右手向右上方稍用衝擊力，閃動兩下即可。然後同樣方法在左側做此動作（右手托枕部，左手反掌托下頜）。

　　做此動作，關節復位時可有彈響聲，無痛感，但如果沒有響聲時不必強求，以免發生損傷。

　　頭痛、頭昏和失眠的人，除睡醒後做此動作外，每天可以多做幾次。坐位、蹲位均可。

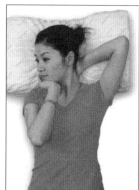 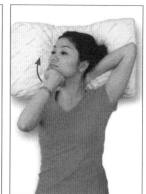

六、引身舒脊（仰臥，屈膝）

1. 預備動作：雙手重疊抱住頸部，頭穩定在枕上（或不用枕頭）。

2. 牽引動作：頸背肌肉放鬆，盡力屈膝，抬高臀部，雙膝用力將身體向下牽拉，左、右膝交替用力牽拉也可以。反復牽拉4～5次，要求達到頸、胸椎部有被牽拉感。

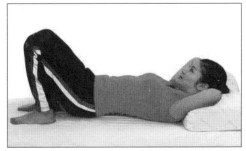

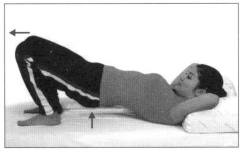

七、 按胸抬頭（仰臥，深呼吸）

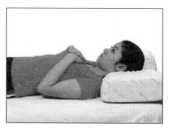

1. 預備動作：平臥時全身要放鬆，深吸氣。
2. 抬頭動作：抬頭時，按胸呼氣。共 10 次。

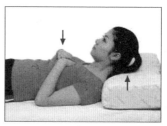

八、仰臥挺胸（仰臥，深呼吸）

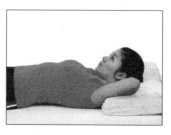

1. 預備動作：雙手重疊保護頸部，兩肘平置枕（床）上。
2. 挺胸動作：以臀部和枕部作支點，將頸、胸、腰部抬起作挺胸動作（離床即可，不必過高），動作宜慢，做 20 ～ 30 次。挺胸時深吸氣，平臥時呼氣。

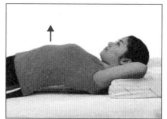

這個動作對脊椎失穩者比較重要，能促進失穩的脊椎恢復正常，熟悉後可多練。

九、仰臥衝拳（雙手握拳）

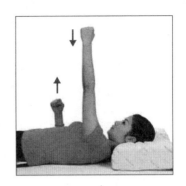

左右交替，慢而有力，柔中有剛。衝出時如推重物，肩要離床。左右各 10 ～ 20 次。

睡醒後雙手麻木的患者可先做此法。

十、仰臥定腿

雙足並攏，蹬直，足跟離床20厘米處定住，疲勞時放下，呼吸幾次後再練，共 3 次。

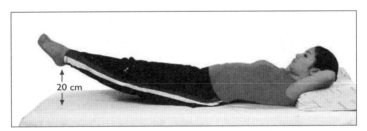

20 cm

十一、仰臥起坐

首先由臥位用腹力坐起，雙手叉腰，左右轉動上體3次，然後鬆肩，兩肩慢慢抬高，接着用力放下、放鬆，重複 3 ～ 5 次。

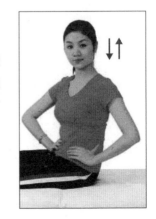

十二、深呼吸（立位）

1. 預備動作。
2. 舉手動作：舉手時吸氣，放下手時呼氣，動作要緩慢，
   呼吸要慢而深（每分鐘 2～4 次最好）。做 10～20 次。
   有胸背痛者，此法改用單手上舉，左、右手各做10次。

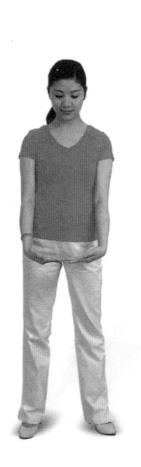
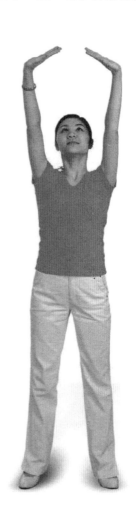

十三、打肩拍背（立位，兩腳分開，平肩寬）

　　左手打右肩，頭向右轉，同時用右手手背拍背；然後
調過來，用右手打左肩，頭向左轉，同時用左手手背拍
背。左右重複各做 20 次。

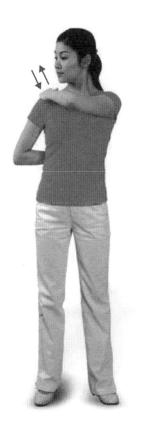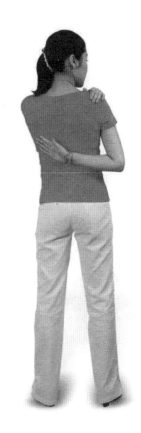

十四、搖櫓（立位，弓箭步）

1. 推掌動作：兩眼正視前方。左腿稍向後蹬，右腿向前跨半步成弓箭步，推掌伸出。
2. 收掌動作：抓拳後拉，重複 10 次。然後左、右變換姿勢，重複動作 10 次。

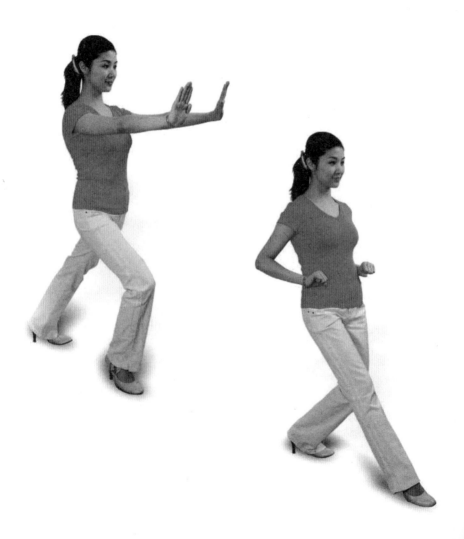

▶ 頸部醫療體操示範

撰文／王育慶

　　頸部醫療操的練習，包括四個方向的頭部運動——頭前屈、後伸；左轉、右轉；左側屈、右側屈；旋轉繞環。其中重點是左轉、右轉和後伸三個動作。動作練習必須緩和而平穩，以不引起疼痛為度，不要急促用力，更不要強行活動。最好在頭部活動到最大幅度時，在該位置上稍停片刻，一方面使短縮的肌肉和韌帶受到充分的牽拉，另方面通過肌肉靜力性的收縮，可有效地鍛鍊肌肉的力量。50歲以上的頸椎病患者，不作頭頸旋轉繞環動作，以免加重椎間盤的損傷。

1.　**頭仰俯運動**：坐位或立位。用力向後仰頭，停留 3 秒，還原；然後儘量仰頭使頸部有牽拉感為止，停留3秒，還原。反復練習 10 ～ 20 次，2 ～ 3 組／天。

2.　**側屈運動**：坐位或立位，頭用力向一側彎屈，停留3秒，還原；然用力向另一側彎屈，停留 3 秒，還原。反復練習 10 ～ 20 次，2 ～ 3 組／天。

3.　**頭左右轉動**：坐位或立位，頭盡力向一側轉動，停留3秒，還原；然後頭盡力向另一側轉動，停留3秒，還原，反復練習 10 ～ 20 次，2 ～ 3 組／天。

4.　**頭繞環運動**：坐位或立位，頭順時針繞一周、逆時針繞環一周，為運動一次。反復練習 10 ～ 20 次，2 ～ 3 組／天。

5.　**抗阻力仰頭運動**：坐位或立位，兩手的手指交叉互握置頭後部，頭用力後仰，同時兩手給予一定向前的阻力，頭仰起後停留 3 秒，還原。反復練習 10 ～ 20 次，2 ～ 3 組／天。

6. **抗阻力低頭運動**：坐位或立位，兩手同時托下頜部，頭盡力低下，兩手給予一定向上的阻力，停留3秒，還原。反復練習 10 ～ 20 次， 2 ～ 3 組 / 天。

7. **抗阻力頭側屈運動**：坐位或立位，左手放在頭部右側，給予一定阻力，頭用力向右側屈，還原，反復練習 10 ～ 20 次；換另一側手，再做 10 ～ 20 次。 2 ～ 3 組 / 天。

8. **轉頭拉背運動**：坐位或立位，左手向前放在右側斜方肌處，向前抓拉斜方肌，同時頭用力向右方轉，停留3秒，反覆練習 10 ～ 20 次；然後換另一隻手再做 10 ～ 20 次， 2 ～ 3 組 / 天。

9. **單側聳肩運動**：坐位或立位，一側肩向上聳起，還原後另一側肩再聳起，此為一次，反復練習 10 ～ 20 次， 2 ～ 3 組 / 天。

10. **雙側聳肩運動**：坐位或立位，雙側肩同時向上垂直聳起，還原。反復練習 10 ～ 20 次， 2 ～ 3 組 / 天。

11. **頭側屈聳肩運動**：坐位或立位，一側肩向上聳起，同時頭向同側屈，使抬起的肩盡量與耳接近，保持3秒，還原；然後再做對側反覆練習 10 ～ 20 次， 2 ～ 3 組天。

12. **縮頸聳肩運動**：坐位或立位，兩臂外展 45°後，兩肩向上聳起，同時頸向下收，保持3秒，還原後，手用力向下頂。反復練習 10 ～ 20 次， 2 ～ 3 組 / 天。

13. **聳旋肩運動**：坐位或立位，兩肩同時用力向前上方聳起，再向後下方旋轉落下，反復練習 10 ～ 20 次；然後向相反方向旋運動再做 10 ～ 20 次， 2 ～ 3 組 / 天。

14. **靜力對掌運動**：坐位或立位，屈肘，兩手在胸前，掌心相對，盡力內收，作靜力抗阻練習，保持3秒後放鬆，反復練習 10 ～ 20 次，2 ～ 3 組 / 天。

15. **靜力拉手運動**：坐位或立位，屈肘，兩手在胸前，十指相互鉤緊，兩臂用力外展，作靜力抗阻練習，保持3秒後放鬆，反復練習 10 ～ 20 次，2 ～ 3 組 / 天。

16. **托天按地運動**：坐位或立位，一臂垂直上舉，伸腕，另一臂置體側，伸腕，兩臂同時用力，上舉臂向上推，體側臂向下按，停留 3 秒，反復練習 10 ～ 20 次；然後兩臂交換再運動 10 ～ 20 次，2 ～ 3 組 / 天。

17. **回頭望月運動**：坐位或立位，左手托下頜，右手扶枕部，頭頸向左後上方盡力轉，雙目轉視左後上方，左手向左後上方托起，右手固定不動，停留3秒；然後兩手交換，再作相反方向運動，此為一次。反復練習 5 ～ 10，2 ～ 3 組 / 天。

*注意： 以上訓練方法可以選擇進行練習，如果伴有肩部症狀比較嚴重的（肩痛、手臂痛、肩活動障礙、手臂麻木等），可以加以下幾組訓練方法進行練習。

18. **手指爬牆運動**：站立位，面對牆，肘伸直，作手指爬牆運動，達到所能達到的高度（不要聳肩，上體應保持正直），停留 10 秒，反復練習 10 ～ 20，2 ～ 3 組 / 天。

19. **肩關節外展內收運動**：站立位，兩手握體操棒，放於體前，以健側上肢帶動患側肩關節外展至最大幅度，然後內收至最大幅度。反復練習 20 ～ 30 次，2 ～ 3 組 / 天。

20. **擦背運動**：站立位，患側手由背後握住毛巾下端，健側手由肩上握住毛巾上端，健側臂伸肘上拉毛巾，帶動患側手向後上抬起，停留3秒，使患側肩關節作旋前、內收動作。反復練習 20～30 次，2～3 組／天。

21. **挺胸仰頭運動**：站立位，兩手在身後相握，挺伸軀幹，兩臂後引，頭向上仰。停留 3 秒，放鬆，反復練習 10～20 次，2～3 組／天。

22. **甩手拍肩背運動**：站立位，兩手甩動，右手向前上拍打左肩，頭向右轉，同時左手手背向後拍打後腰背；然後調過來用左手拍右肩，頭向左轉，同時右手手背向後拍打後腰背。反復練習 20～30 次，2～3 組／天。

▶頸椎病的中醫藥治療與食療

撰文／鍾士元

一、頸型頸椎病的症狀及食療

> 症狀： 以頸部有酸痛脹不適，活動受限為主要表現。
>
> 治療目的： "頸型"指單純頸痛，本型患者宜舒筋通絡，活血止痛。

食療

1. 白芍木瓜湯

主要藥物組成： 木瓜 15 克，白芍 24 克，靈仙 12 克，葛根 30 克，甘草 10 克，雲苓 20 克，雞血藤 15 克，狗脊 15 克，加減治療（各種藥物的分量可酌量加減，也可增加合適的新藥物，下同）。

2. 生蠔子湯

材料： 生蠔子 30 克，田七 6 克，瘦肉 50 克。

製法： 活蠔子先用開水燙，再把田七，瘦肉洗淨，加水 1500 克（約七碗水）煮湯。

用法： 飲湯食肉

二、椎動脈型頸椎病的症狀及食療

> 症狀： 以眩暈為主，呈間歇性發作，並且和頭部
> 活動姿勢有明顯的關係。甚者出現猝倒，
> 可伴有頸部疼痛，活動受限及耳鳴、頭
> 痛、噁心、嘔吐。部分患者會出現視力障
> 礙、神經衰弱、失眠、多夢等。

食療

1. 補中益氣湯

主要藥物組成：黃芪 18 克，白朮 12 克，陳皮 6 克，升麻 6 克，柴胡 6 克，人參 6 克，炙甘草 9 克，當歸 3 克。

適用對象：氣虛者，宜補中益氣。

2. 溫膽湯

主要藥物組成：法半夏 6 克，竹茹 6 克，枳實 6 克，陳皮 9 克，炙甘草 3 克，茯苓 15 克，加減治療。

適用對象：痰瘀互阻者，宜祛痰化濕，散瘀通絡。

3. 六味地黃湯

主要藥物組成：熟地黃 24 克，山茱萸 12 克，牡丹皮 9 克，澤瀉 9 克，淮山 12 克，茯苓 9 克，加減治療。

適用對象：肝腎不足，肝陽上亢者，宜滋水養肝。

患頸椎病常感到眩暈者，可選以下食療：

4. 海帶瘦肉湯

材料：海帶15克，瘦肉30克，決明子10克，夏枯草25克。

製法：洗淨材料，加水適量（約七碗水），煎湯，待肉熟爛時，去夏枯草，調味後即可。

用法：飲湯食肉。

適用對象：頸椎病肝陽上亢引起眩暈的患者，常服有效。

5. 淮杞蟲草燉竹絲雞

材料：淮山10克，杞子5克，蟲草5克，紅參5克，竹絲雞肉50克。

製法：洗淨雞肉與淮山、杞子、蟲草、紅參後，放入燉盅，加清水適量（約一碗半水），隔水燉熟。

用法：飲湯食肉。

適用對象：頸椎病屬氣虛血虧者適用。

6. 天麻陳皮燉豬腦

材料：天麻片10克，陳皮5克，豬腦1個。

製法：洗淨豬腦，與天麻片、陳皮放入燉盅內，加清水適量，隔水燉熟。

用法：飲湯食肉。

適用對象：適合因痰濁引起眩暈的頸椎病患者。

7. 參芪芡實燉豬腎

材料：黨參20克，黃芪20克，芡實15克，狗脊10克，豬腎一個，蔥、薑、酒、鹽各適量。

製法： 豬腎剝去筋膜，洗淨備用；黨參、黃芪洗淨；將豬
腎放入碗中，加黨參、黃芪、芡實，狗脊及蔥、
薑、鹽、酒，在鍋中燉熟即可。

用法： 佐餐服食。

適用對象： 椎動脈型頸椎病脾胃虛弱者。

三、神經根型頸椎病的症狀及食療

> 症狀： 以頭、頸項、背、上肢的疼痛、麻木為主，
> 部分患者有頭暈、頭痛、耳鳴，或伴有上肢
> 酸軟無力、握力減、持物易落等現象。
>
> 治療目的： 宜活血通絡、散寒除濕

食療

1. 身痛逐瘀湯

主要藥物組成： 姜活 9 克，桃仁 6 克，甘草 3 克，秦艽 9
克，紅花 6 克，五靈脂 9 克，沒藥 9 克，牛膝 9 克，當歸 15
克，加減治療。

適用對象： 發病時以疼痛為主者

2. 補陽還五湯

主要藥物組成： 黃芪 120 克，赤芍 5 克，當歸 3 克，川芎 3
克，地龍 3 克，紅花 3 克，桃仁 3 克，加減治療。

適用對象： 以麻木為主者

3. 參苓白朮散（宜常用）

主要藥物組成： 人參 6 克，茯苓 15 克，白朮 15 克，扁豆 12 克，陳皮 6 克，淮山 15 克，蓮子肉 9 克，薏苡仁 9 克，砂仁 6 克（後下），桔梗 6 克，甘草 9 克，加減治療。

適用對象： 頸椎病引起的肌肉萎縮的患者，治宜健脾益氣。

4. 虎潛丸（宜常用）

主要藥物組成： 龜板 30 克（先煎），熟地黃 15 克，黃柏 10 克，知母 10 克，鎖陽 10 克，白芍 15 克，陳皮 10 克，乾薑 3 克治療。

適用對象： 肝腎虧損者，治宜補益肝腎、滋陰清熱。

5. 三蛇燉老鴨

材料： 三蛇（銀環蛇、眼鏡蛇、過樹榕 3 種）250 克，老鴨 1 隻，陳皮 3 克，蔥 1 根，生薑 2 片，調料適量。

製法： 三蛇宰殺後洗淨取肉，將蛇骨用布包好後煲湯，然後棄去蛇骨，湯留用；蛇肉以小火煲熟，取起待冷後，拆絲或切塊；將老鴨宰殺洗淨，放入開水中煮 5 分鐘，取起待冷後斬塊；把老鴨、蛇肉、薑、陳皮、放入燉盅內，把蛇骨湯煲沸後倒入燉盅內，燉盅加蓋，小火隔水燉 3 小時，調味供用。

用法： 佐餐服食。

適用對象： 頸椎病身體虛贏、關節疼痛、腰酸腿軟者。

＊注意： 三蛇中銀環蛇、眼鏡蛇有毒，用時應去頭。外感發熱者不宜服用。

四、脊髓型頸椎病的症狀及食療

> 症狀： 脊髓型頸椎頸病患者輕者表現為雙側或單
> 側下肢麻木，疼痛、行走不穩、有"踩棉
> 花"感，重者出現臥床不起，呼吸困難，
> 尿失禁、排便困難等。
>
> 治療目的： 治宜補益肝腎、活血通髓。

食療

1. 歸脾湯

主要藥物組成： 人參 6 克，木香 6 克，白朮 9 克，龍眼肉 9 克，當歸 9 克，遠志 6 克，茯神 9 克，黃芪 12 克，酸棗仁 12 克，炙甘草 3 克，加減治療。

適用對象： 有行走困難，並伴有震顫，或有上肢麻木、活動不利的患者。

2. 地黃飲子湯

主要藥物組成： 熟地黃 12 克，巴戟天 9 克，山茱萸 9 克，石斛 9 克，肉蓯蓉 9 克，肉桂 3 克（焗服），麥門冬 6 克，石菖蒲 6 克，附子 6 克，五味子 6 克。遠志 6 克加減治療。

適用對象： 腰膝酸軟、下肢肌肉萎縮、言語不利的患者。

3. 燉牛筋

材料： 牛筋 100 克，雞肉 300 克，巴戟 15 克，火腿 20 克，江瑤柱 10 克，蘑菇 25 克，薑、蔥、胡椒、酒、鹽、味精各適量。

製法：牛筋加適量水，上籠蒸約 4 小時，待筋酥軟時取出，再用冷水浸漂2小時，洗淨，切片；火腿洗淨後切成絲；雞肉洗淨後切成小方塊；取蒸碗將牛筋、雞肉放入，再放巴戟、火腿絲、蘑菇絲、胡椒粉、酒、薑片、蔥、鹽、味精，上籠蒸約3小時，待牛筋酥爛後即可出籠。

用法：佐餐服食。

適用對象：脊髓型頸椎病腰腿酸痛、軟弱無力者。

4. 歸芪蒸雞

材料：炙黃芪100克，當歸20克，嫩母雞1隻，黃酒30毫升，蔥、薑、食鹽適量。

製法：雞宰殺後去內臟，洗淨，將當歸、黃芪裝入雞腹內，放入蒸缽，腹部向上，擺上薑、蔥，注入清湯，加入鹽、黃酒蓋上蓋封嚴，沸水大火上籠蒸2小時後取出。

用法：佐餐服食。

適用對象：脊髓型頸椎病中的四肢肌肉萎縮者。

五、交感神經型頸椎病的症狀及食療

症狀：交感神經型頸椎病以頭沉或偏頭痛、眼瞼無力，視物不清、眼目乾澀，或伴心律失常、皮膚發涼、出汗異常為常見症狀。

治療目的：宜鎮靜安神、袪瘀通絡、補氣養血益肝。

食療

1. 桃紅四物湯

主要藥物組成：桃仁 9 克，紅花 6 克，當歸 9 克，川芎 6 克，赤芍 9 克，熟地黃 12 克，加減治療。

適用對象：氣滯血瘀者。

2. 補腎活血湯

主要藥物組成：熟地黃 10 克，杜仲 12 克，杞子 10 克，當歸 6 克，沒藥 3 克，山茱萸 5 克，紅花 3 克，菟絲子 10 克，獨活 6 克，肉蓯蓉 10 克，補骨脂 10 克，加減治療。

適用對象：肝腎虧虛者。

3. 杞子豬骨湯

材料：杞子 30 克，豬骨 500 克，芡實 20 克，植物油、鹽、味精適量。

用法：煲湯飲用。

▶ 頸椎病的診斷
——龍氏治脊療法

　　龍氏治脊療法非常重視診斷，認為下診斷要有症狀、查體、影像學三方面的診斷依據均相符為前提。

三步定位診斷

　　頸椎病應重視三步定位診斷，以觸診及 X 光平片確定頸椎關節有否錯位，以便按病因分型選用主治法。

第一步： 神經定位診斷。詢問病情時，根據其疼痛麻木部位，（無麻痛症狀者，根據主要症狀的器官部位），初步定出發病的脊椎或關節。

第二步： 觸診、檢診定位診斷。檢診包括發現其橫、棘突及關節突偏歪、椎旁壓痛、病理反應（如硬結、摩擦音、彈響音、肌萎縮等）部位，進一步確定發病的脊椎、關節和分型。

第三步： 放射定位診斷，包括 X 光片頸椎照定位診斷（有需要時，可作特殊的 CT 、 MRI 檢查）。仔細觀察各椎間關係的變化，及有無椎間盤變性、椎體關節骨質增生、各韌帶鈣化的部位、程度等，才可作出最後定位診斷結論。

　　放射診斷是頸椎病三步定位診斷中重要的一環。三者對頸椎病的診斷各有所長，一般的原則是：首先進行 X 光檢查，排除是骨質破壞等症，分析各關節有無錯位表現。為全面了解頸椎椎骨及各關節情況，常規要拍攝五張不同體位的 X 光片，包括：正位、側位、左右 45°斜位、張口位。若懷疑有頸椎失穩，還可多照過伸位（仰頭）及過屈位（低頭）。

CT，是經過電腦處理的三維重建圖像，比 X 光片更直觀、更有立體感。顯示局部的橫切面為主，可較清晰地看到椎間盤的狀況，以及頸椎的骨折、脊髓種瘤、椎管狹窄、橫突孔變窄、骨質破壞等。

MRI，對腦、脊髓、脊椎及椎間盤顯像比 CT 成像優勝，由於血管能直接顯像，因此尤適用於椎動脈型的頸椎病診斷。

頸椎小關節錯位類型

"小關節錯位"是頸椎病發病的新理論，常見的椎關節錯位分為五種類型：

1. 前後滑脱式錯位：X光側位片，顯示椎體後緣連線中斷，上一椎體向後（或向前）滑移錯位。當椎間盤退變時，前後縱韌帶相對鬆弛，極易發生椎間關節前後滑移，如遇揮鞭性損傷、頭部輕微撞擊或長時間低頭、仰頭工作等極易誘發。

2. 左右旋轉式錯位：X光側位片，可見錯位椎體之間雙邊或雙突徵，斜位片見椎間孔內小關節移位而致椎間孔變形、變窄（上關節突插入孔內或鈎椎關節錯位致椎間孔前壁變形），其左右不在同一椎間孔。椎間盤早期變性，或各韌帶、關節囊勞損鬆弛時，頸椎左右扭轉過度易發生（落枕或頸部扭傷時最常見）。

3. 側彎側擺式錯位：椎間盤受損或已變性，頸椎側屈過度（實驗證明30°）、頭側位受挫（撞）傷時易發生，或好發於習慣高枕又偏側睡而落枕者。X光正位片可見頸軸側彎，或錯位椎間鈎椎關節偏歪，左右不對稱（側擺），病程長者常見鈎突變尖。

4. 傾位、仰位式錯位：側位 X 光片可見椎體（棘突）傾位或仰位（椎體後緣聯線連續兩個中斷前移者屬仰位，兩個中斷後移者屬傾位）。多見於急性外傷或有外傷史者（尤以揮鞭性損傷）。

5. 混合式錯位：兼有上述二型以上者。

正骨推拿手法及綜合療法

　　治療時，觸診準確是手法復位成功的保證，並強調復位手法要穩、準、輕、巧，其正骨推拿手法為"生理運動復位法"。她的放鬆手法不同於傳統推拿，注重肌肉的起止點；強壯手法則注重肌腹的刺激，復位手法在明確解剖病變的前提下，可自由採用多種方式以達到關節開合的目的。要求定點要準確，反對盲目、暴力手法損傷病人。復位時一定先放鬆痙攣的相關肌群，特別是復位過程中，遇到的某些肌肉緊張，要用放鬆肌肉的手法（痛點按壓法、肌肉起止點揉、擦、捏法或輕拍法），然後將患者頸椎調整到有利於關節復位的姿勢，按關節錯位類型，選用轉動頸椎的"搖正法"、側屈頸椎的"搬正法"、伸屈頸椎的"推正法"以"動中求正"達到頸椎間錯位的復正。青壯年患者可以加一個輕巧的"閃動力"復位，少年和老年患者不用"閃動力"，而是將復位的動作重複 2～3 次，稱為"緩慢復位法"。中國傳統哲學和祖國醫學中的"左病右治"、"上病下治”、“四兩撥千斤”、“陰陽平衡”、“整體協調”、“異病同治”等辨證法，在龍氏治脊療法中有很好體現。

針對不同病人要有具體治療方案——“急則先治其標”，疼痛劇烈的先用鎮痛藥或針灸治1～2天後再行復位治療；青壯年患者的正骨推拿復位手法可相對重些，年老患者要輕手法，緩慢、多次復位；頸椎間盤退行性變為主的患者以牽引下正骨為主。特別是針對病程長、體弱、兒童、老人，治療上要分步走，例如久病、體弱的人在基本復位後，就以強壯手法（包括穴位刺激）和保健功鍛鍊為主；急性病患者局部痙攣疼痛劇烈的，要先從遠端治療，緩解痙攣後，再病部施手法；多部位病變時，先治療有把握的部位，先易後難。在具體治療上也講策略，例如病程較久的患者出現脊柱“S”側彎，往往難以下手，龍氏治脊在復位時要抓關鍵，那就是“C”形側彎者，以側彎的起止點交界處為復位點，“S”形側彎者，先調正中點交界處的“旋轉式錯位”，再調整兩端的交界錯位處。龍氏發明的頸椎牽引椅，特點是可以在牽引下推拿和正骨復位，牽引前要先調整好枕環和寰樞椎關節的錯位，才能上牽引，否則會加重頭暈等症狀。

龍層花非常重視和精通脊椎相關的現代西醫的解剖、生理病理學，通過半年的解剖研究，五年的動物實驗研究和脊椎病因的臨床普查，這套治脊療法，是總結了三十餘年的課題研究而得出的科研成果（詳情可參龍層花專著：《脊椎病因治療學》）。